クリトリス革命

ジェンダー先進国フランスから学ぶ
「わたし」の生き方

ENTRE MES LÈVRES, MON CLITORIS
Confidences d'un organe mystérieux

アレクサンドラ・ユバン　カロリーヌ・ミシェル
ALEXANDRA HUBIN　CAROLINE MICHEL

永田千奈 訳

太田出版

クリトリスに捧げる

目次

はじめに

性科学者とジャーナリストとして、わたしたちは診察時や記事で「クリトリス」という言葉を日に何度も使ってきました（ベッドのなかでもね）。特にここ数カ月は、これまでにない頻度でこの言葉を用いてきました（わたしたちだけではなく、担当編集者も！）。性について語る機会ですら、そう多くはないのに、そういうときでも、クリトリスは長い間、無視されつづけてきました。でも、ようやくスポットライトを浴びるときが来たのです。女性が性的快楽に特化された器官（現在のところ、クリトリスにそれ以外の機能は確認されていません）をもっているという事実を知り、認めることは、これまで長い間、男性側の満足と挿入だけで語られてきた性の分野において、とても大きな意味をもっています。もし男性にもクリトリスがあれば、早々に研究の対象となり、あらゆる検証がなされていたでしょう。大きさを競い合い、高校の壁にはその姿かたちを落書きする者が現れ、巨大化させるための技術が開発され、不能になったときでも勃起できるようにするための薬まで開発されていたのではないでしょうか。

ようやく、女性の快感の源であるクリトリスと向きあうときがやってきました。ただのピンクのボタンと思われてきたクリトリスですが、そんな単純なものではなかったのです。クリトリスはクリエイティブな存在であり、さまざまに変化します。じつは身体の奥に数センチにわたって存在する驚くべき器官だったのです。この本を書いているうちに、わたしたちはさまざまな側面を見つけました。さらにここ数年で、クリトリスについて次々と新しい事実が発見されています。この本の執筆中、まるで「秘密」をばらしているかのような、少々うしろめたい気分になったときもありました。でも、驚くべき発見をそのまま秘密にしておくなら、本を書く意味などなくなってしまいます。本書は、この器官に注目を集めるとか、理想のクリトリスを追求するとか、そんなことを目的としているわけではありません。わたしたちは読者のみなさんに、自身のセックス・ライフについて考えてほしいと思って、この本を書きました。

近年明らかにされた解剖学上の発見を知ることで、自分の身体についての知識を深め、より楽しいセックス・ライフを送ってほしいのです。それはまた、これまでの既成概念から自由になることも意味しています。たとえば、こんな「常識」がまかりとおっています。セックスは、前菜（前戯）、メインディッシュ（挿入）、デザート（オーガズム）でフルコースだとか、どういう体位がいいとか、女性にはヴァギナ派とクリトリス派がいるだとか、Gスポットがあるとかないとか、リラックスこそがオーガズムに必要なことだとか、オーガズムに達するかどうかはパートナーの腕次第だとか……。数え上げればきりがない、こんな迷信めいたセックスの「常識」は、女性を縛るものでしかありません。「ノルマ」を押しつけ、女性にこうするべき、こう考えるべき、こう感じるべきと迫るものだからです。

そろそろ、ルールや作法など存在しないことを認めましょう。セックスはそれぞれに個性や好みがあって当然です。好みだって、そのときどきで変わるのです。年齢やパートナー、妊娠を望むのか、避妊したいのかによってもちがうし、部屋の照明やバックに流れる音楽だって影響するでしょう。曜日によって、気分も変わるものです。クリトリスは、わたしたちに喜びがすべてだと教えてくれます。ここで言う「すべて」には、じつに多くの可能性が含まれています。女性たちは自分の好きなようにパズルのピースを組み合わせたり、壊したりして遊べばいいのです。ひとりでも恋人と一緒でも、十人十色でいいのです。

料理本のようにレシピを示すものにはしたくありませんでした。クリトリスは、いえ、性というものは、ご機嫌とりのためにつくるカルボナーラやプディングのようなものではないからです。この本はクリトリスの歴史や物語を知り、意見を交わし、コンプレックスを忘れてくつろげるベッドルームのような本でありたいのです。告白や発見もあるし、サイエンスやジャーナリズムの視点からの考察もあります。

亀頭によく似た姿をもつクリトリスは、わたしたちの身体の機能、能力、そして女性の性の快楽について、もっとも美しく、偉大な側面を教えてくれます。この本を通じて、わたしたちの調べたこと、心の奥で思ってきたことをみなさんと共有できたら、とてもうれしく思います。あなたもきっと、自分の身体を見る目が変わることでしょう。クリトリスについての新たな事実を知れば、もっといろいろなことが知りたくなるでしょうから。

第1部
クリトリス派しか存在しない

クリトリスが正式に発見されたのは一五五九年。再び注目されるようになったのは、一九五〇年代である。わたしたち――著者のふたり――が思春期を迎えた一九九〇年代には、クリトリスのオーガズムと膣《ちつ》オーガズムがあり、クリトリスによるオーガズムは、膣オーガズムよりも弱く、つまらないものだと言われていた。長い間、クリトリスは不要なものと思われ、無視されていたのだ。何の役にも立たない器官のようにしか考えられていなかった。その理由の少なくとも一部は、これまで、男性の快楽のほうが女性の快楽よりも優先的に考えられ、研究されてきたことにあるだろう。性は、基本的に「挿入」という行為を中心に語られてきた。今もなお男根主義は、女性の快楽の大きな妨げとなっている。データはどれも男性目線のものばかりだ。だが、わたしたちのベッドでの経験からすると、クリトリスはもっと重要なものである。クリトリスに注目すれば、女性は自分の性の喜びについて、(必ずしも)他人まかせにしなくてもよくなるはずなのだ。

第1章

クリトリスの快感はB級の喜び？

著者ふたりが思春期を迎え、初体験の時期にさしかかった時代、一九九〇年頃からその後の二十年ほど、女の子たちはよく仲間内でこんな話をしていた。

「ねえ、あなたはヴァギナ派、それともクリトリス派？」

答えに迷ったときは、自分がどっちなのかを判別するための診断テストが女性誌に載っていた。好きな体位やマスターベーションの習慣（枕派か、指派か）、快感の種類を答えれば、自分がどちらのタイプがわかるというものだ。イエス、ノーでチャートをたどれば、自動的に答えが出てくる。まるで、今年の夏、恋に落ちるか、この冬、彼と別れるか（両方の可能性もある）、三分で判定する恋占いのようなものだ。こうした心理テストやセックス関連のテストを見ると、結果はたいてい三つのタイプのどれかに分類される。ヴァギナ派、クリトリス派に加え、運のいいことに、どちらでも「感じる」両方派もいるというわけだ。ヴァギナ派もまた幸運の持ち主とされていた。なにしろ、膣オーガズムは到達するのが非常に難しいが、クリトリスでは味わえない極上の快感だというのだから。そんな貴重な経験をしたことがある子なんて、ほんの少ししかいなかった。その一方で、クリトリスでオーガズムに達したことのある子は、かなりの割合で存在した。（多少の誤差はあるにしろ）およそ三〇パーセントがヴァギナ派、七〇パーセントがクリトリス派だと雑誌に書いてあったように記憶している。ああ、そうなのかと当時、女の子たちは胸をなでおろした。確かに、「プチ」オーガズム、「プチ」快感しかないかもしれないけれど、自分たちは多数派なのだと安心したのだ。それに、チャンスはゼロというわけではない。性的な経験を積むことで、よりリラックスしてセックスができるようになり、三十代以降、膣オーガズムに達する確率が向上すると雑誌にはたびたび書かれていた。その一方、ちょっとした心構えやトレーニングによっては、経験が少ない「未熟」な状態であっても、膣オーガズムに達することができるという記述もあった。雑誌には、髪の毛の乾燥を治す方法（当時、女の子はパサパサの髪を気にしていたのだ）と並んで、オーガズムに達するための記事があり、そこには、「まずリラックスして」、「（挿入を妨げないよう）十分に濡れた状態をつくり」、「（深くピストン運動しようとせず）子宮壁を刺激し」、快感を高めるためにはクリトリスにも刺激を与えようと書いてあった。クリトリスは前戯に最適の玩具《がんぐ》、押せば快感が走る便利なスイッチのように思われていたのだ。金曜日の夜、仕事が終わり、週末を始めるためのちょっとした一杯、気持ちを切り替えるためのスイッチのようではないか。今でさえ、クリトリスはセックスの快感を高める器官とみなされることが多い。要するに、食前酒として欠かせないものの、メインディッシュにはなりえないということである。

思春期の頃、ヴァギナ派とクリトリス派の分類を信じきっていた女の子たちは、恥ずかしがりながらも互いの性体験を聞きだし、「比較」しようとした。膣オーガズムは本当にとてつもない快感なのだろうか、それに比べて、クリトリスのオーガズムは短く、あっさりしたもの（もしくは取るに足らぬ単純なもの）なのだろうか。クリトリス派の女性は、いつもより長いオーガズムを得ることができたとしても、これは膣オーガズムほどのものじゃないと思ってしまう。どうやっても不安は消えない。なにしろ、誰もヴァギナ（膣）やクリトリスがどんなかたちをしているのかすら知らないうえ、それが身体のなかでどんなふうに機能しているのかも知らなかったのだから。それに、セックスの仕方は人それぞれだし、ある人が感じる体位や愛撫も、ほかの人には窮屈でくすぐったいだけかもしれない。習慣や好み、性欲や恋愛感情、経験の数だって人それぞれだし、性器のかたちや大きさもちがう。

だが当時、わたしたちを含め、女の子たちは無知だった。枕に噛《か》みつきたくなるほどの長く深い快楽を確実に得るためには、何かテクニックがあるはずだと思っていた。膣オーガズムは長い時間持続すると雑誌に書いてあったからだ。膣オーガズムを経験したと告白した女の子たちにしても、単に挿入の最中に快感を得たので、ヴァギナで感じたものだと思い込んでしまっただけなのかもしれない。クリトリスはヴァギナの外にあるので、マスターベーションだろうとセックスだろうと、外からふれることで快感を得たなら、それはクリトリスの快感だと断言することができる。だが膣オーガズムは、それが本当にヴァギナで感じたものなのか、確信できるものではない。「めったにないけれど、究極の快感がある」と聞かされることで、誤解が生じたのかもしれない。これまでとちがう何かを感じたら、「ああ、このことだったのか」と思ってしまうかもしれない。子供たちが輪になって必死に霊を呼ぼうとするうちに、なんだか背筋がぞくぞくしたと言うことがある。同様に、記事や噂でそういうものがあると見聞きするうちに思い込みばかりが強くなっていってしまったのかもしれない。妄想とは、そういうものだろう。誰もが言っているので、そう思い込む。じっと精神を集中すれば、天国のおばあちゃんの声が聞こえるような気がするというのとたいして変わらない。

セックス＝挿入という思い込み

女性誌以外でも、古代インドの性愛論書カーマ・スートラの第二巻には体位について書かれており、その内容はさまざまな場所に引用されている。イラスト、性描写、アドバイスを交えて、体位が解説されているのだ。同書にはクリトリスのことも書かれていたが、その後クリトリスへの関心は徐々に薄れていく。性は、いつも男根主義に偏った視点から語られてきたのだ。ポルノ映画では、作業着を脱ぎ捨てた工員が、スクリュードライバーを思わせる動きで次々と女たちとセックスする。角度も体位もリズム感もすべてはペニス中心に考えられてきた。とにかく、単調なピストン運動だけで男の子は興奮し、女の子はうっとりすると思われていた。二十歳の頃、「何人と寝たの？」というお決まりの質問に女の子たちはこう答えたものだ。「さあ、はっきりしないわ」。これは、「挿入」がなかった場合、キスや愛撫やちょっといい気分になった（必ずしも性的オーガズムとはかぎらない）だけでも、「性的な関係」になるのかどうか「はっきりしなかった」からである。わたしたちは、それぐらい、「セックス＝挿入」という固定観念にとらわれていたのだ。大学のトイレでやさしく愛撫されてうっとりしたのは、性行為になるのだろうか。今ならば、それも性行為だと断言できるが、当時は確信できなかった。そんなのは中途半端なお遊び、不潔な行為のようにさえ思っていた。挿入がなければ満足を得られないと思っていたからである。

Gスポットはどこか

Gスポットもよく話題になる。そんなものが本当に存在するかどうかすらわからないのに（意見が割れているのだ）、雑誌にはどうすればGスポットを見つけられるのかを指南する記事がこれでもかとばかりに並んでいる。「やがて研究が進めば、Gスポットがただの幻想なのか、本当に魔法のような効果をもつのか明確にすることもできるだろう」。もしくは、「マスターベーションは、Gスポットの発見に有効である（とはいっても、すべての女性にGスポットがあるとはかぎらないのだから、見つからないこともあるだろう）」といった記事があちこちに掲載されている。さらには、膣口から数センチのところに敏感な場所があるから探せだとか、何度もさわられるうちに硬くなり、一ユーロ硬貨（以前は十フラン硬貨だった）くらいの大きさになっている部分があるはずだとか書き連ねた挙句、この部分を使ってこれまでにない快感を味わいましょうと続くのだ。見つけて、押して、はい快感。いやいや、そんな簡単なことなら、産婦人科で検査棒を入れられたときだって、快感があるはずではないか。ヴァギナに関する記述はもはや神秘主義に近い。膣オーガズムは貴重なものに奉《まつ》りあげられてしまった。クリトリスは「お手軽」なだけに、軽視されてきた。安易な快楽に甘んじることなく、究極の快感を目指せと長らく言われつづけてきたのだ。

　女性誌の記事を全面的に否定するつもりはない。雑誌は時代を映す鏡であり、クリトリスについて新しい発見があるたびに知らせる役目も担《にな》ってきた。女の子たちのおもな情報源だったし、こっそりと性の快楽や自分たちの身体、性欲、パートナーとの関係について知識を得ることができたのは、こうした記事のおかげだ。そして時代が変われば、メッセージも変わる。今は、こんな記事も出ている。「ヴァギナ派とクリトリス派の二者択一はもう終わり。膣オーガズムなんて存在しないかも」「Gスポットの探求も、もう終わり。

それはクリトリスの快楽を否定するための口実だったのかもしれない」「挿入神話ももう終わり。挿入は快感の絶対条件ではない」。女性誌がそんなふうに書いてくれるのはとても大事なことである。たとえ軽薄で表面的に見えたとしても、女性誌のセックス記事は、女性たちの大事な情報源であると同時に、彼女たちに寄り添い、感じていることを言葉にするのを助けてくれる存在なのだ。いつも同じような内容だったり、きちんと調べずに書かれたような記事があったり、欠点がないわけではないが、女性目線で女性の快楽やクリトリスについて取り上げてくれるメディアがほかにあるだろうか。しかも、厳選された質問で、わたしたちが疑問を抱くきっかけをつくってくれるのも女性誌なのだ。さて、現在は正しい知識が雑誌にも書かれていて、そんなことは常識になったはずなのに、世間には依然として「ヴァギナとクリトリス」の二元論を信じる人がいる。オーガズムはクリトリスによるものがすべてだということはすでに判明している。ところが、その事実はなかなか広まらない。少なくとも、「膣オーガズム」という通説が知れわたっていたように、この事実が広く知られるにはいたっていない。長時間かかって編み上げたものをほどこうとしたら、時間がかかるのは当然のこと。不快に思う人や抵抗を感じる人も少なからずいるのだろう。

わたしたちの思い出話は二十年ほど前（！）のことだけど、女の子たちは今も同じような会話をしている。もう何年も前から、クリトリスについての話は広まっているのに、どうして変わらないのか。なぜ「誤った」情報は、淘汰《とうた》されていかないのか。それには、クリトリスの歴史を振り返ってみることが必要だ。そして、性が社会のなかでどのようにとらえられてきたか、さらに、いかに長きにわたって男性の快楽を中心に性が考えられてきたのかを考えてみるとしよう。

第2章 クリトリスの復活

歴史を振り返ると、クリトリス、いや女性の性について議論が盛んになったことは何度かある。ときに堂々と、ときにこっそりと話題になるうちに、女性の快楽のための器官が存在することは知れわたり、大騒ぎになってもおかしくないはずである。だが、現実はそうならず、一曲で姿を消した流行歌手のように、すぐに忘れられてしまった。

新たに研究が進むことでクリトリスのイメージはだいぶ回復したし、女性がセックスを楽しむのに重要な器官だということもはっきりした。もちろん、それすらも簡単ではなかった。クリトリスはあまりにも長い間、放っておかれたので、指をぱちんと鳴らしただけで本来の地位が取り戻せるわけではなかったのだ。男性主義、つまり男根主義者たちは、クリトリスの存在を歓迎しなかった。女性が挿入なしに快感を得ることができるなら、女性は男性を必要としなくなる。それは彼らにとって恐怖だった。だから、ずっとクリトリスの重要性を認めようとしなかったのだ。

クリトリスの発見

ことの始まりは、一五五九年。イタリアの解剖学者マテオ・ロナルド・コロンボ（探偵向きの名前）が、人体解剖を重ねるうちにこの器官を発見したという。彼は何の疑いもなくこれが女性の快感の源であると認めた。コロンボの著書『解剖書』には、そう書かれている(1)。余談だが、その二年後、同じくイタリアの解剖学者で、コロンボの弟子だったガブリエーレ・ファロッピオ（ファロピウス管の由来になった学者）が、師匠の手柄を奪おうとした。『解剖学観察』のなかで、最初にクリトリスを発見したのは自分だと主張したのだ（彼の主張が通っていたら、今頃クリトリスはファロピウスと呼ばれていたかもしれない）(2)。そんな争いが起きるほど、当時クリトリスと陰部は注目を集めていたのだ。書物のなかでも、クリトリスや陰部が図解とともに、きちんと説明されている。外側からは見えないクリトリスの内部構造まで描かれていた。クリトリスは単なるピンクのボタンではなく完全な器官として扱われ、その性的な機能も認知されていたのだ。

当時、クリトリスの発見は朗報として迎えられた。古代から、快楽は生殖において重要な役目を果たすと考えられてきたのだ。こうした考え方は、おもにヒポクラテスやガリエンによって広まったものである(3)。古代、女性は男性同様、性交の際に精液を分泌し、男女の精液が混じりあうことで生殖が行われると考えられていた。よって、女性が快感を得れば得るほど、妊娠の可能性が高まると考えられていたのだ。数世紀ののち、コロンボがクリトリスを発見、これを快感の源であると発表したところ、人々はそれを喜び、これでたくさんの子孫を残すことができると考えた。

ただし、「女性が快感を得る」ことは認められていても、「快楽のためだけに快感を得る」ことは受け入れられていなかった。マスターベーションは禁じられていた。女性がその性欲を生殖活動以外で発散させること、つまり「精液を無駄使いする」のはもってのほかだと考えられていたのだ。その結果、性欲のはけ口がない女性は「ヒステリー」を起こすとされた。当時、「ヒステリー」は性的な欲求不満による病気だった。イライラしたり、眠れなくなったり、食欲不振になったりするのが「ヒステリー」だったのだ。では、女性は性欲のはけ口をどこに求めればいいのか。ヒポクラテスの時代から二十世紀まで、医者は陰部の「マッサージ」を勧めてきた。これは十九世紀、マスターベーションを禁じるため、陰核の部分的もしくは全体の切除が奨励されていた風潮とは矛盾することではあるが、陰部のマッサージは女性を安心させ、興奮を鎮めるための「治療」だった(4)。やがて、これも電化される。電動バイブレーターが導入されることで、治療は容易になった。いずれにしても、医学界はクリトリスの存在に注目していたのである。医師たちは「挿入」ではなく、「愛撫」によって女性を鎮めようとした。だが、女性が性的な満足を得られずにいたのは、必ずしもセックスが禁じられていたからではなく、性交だけに特化されたセックス・ライフを送っていたせいだ。医者でさえ、女性の快感については本気で考えておらず、女性の性的な満足や、いわゆる「ヒステリー症状」に真摯《しんし》に向きあうことはなかった。男性医師たちは、診察台の上で患部を撫《な》でさすることが「治療」であり、それで問題が解決できると思っていたのだ。

さて、コロンボによるクリトリスの発見に話を戻そう。当時、彼の発見は、子孫を多く残すために役立つともてはやされた。しかし、一八五〇年には早くも期待が裏切られる。排卵の仕組みが解明されたのだ。これにより、女性が快感を得ても得なくても、生殖には関係ないという結論になった。それでも快感を得ることは、排卵をうながす効果があるのではないかという疑問は残った。一八七五年、動物学者のオスカー・ヘルトヴィヒが、生殖のプロセスを顕微鏡で観察することで、ついにこの疑問に答えを出した(5)。生殖に重要なのは精子と卵子であって、クリトリスは関係ない。こうしてクリトリスは早々に忘れられていった。医学界ではクリトリスは徐々に退化し、なくなってしまうだろうという見解もあった。要するに盲腸のようなものだというのだ。特に有害なものではないが、何の役にも立たない。こうして、クリトリスの闇の時代が始まった。これまでに解明したこと、発見したことも、すべて忘れられていったのだ。

フロイトの理論

二十世紀初頭、クリトリスに再び注目が集まったのは、ジグムント・フロイトのおかげだ。だがフロイトのクリトリス観は、冷ややかなものだった。彼によると、クリトリスで快感を得る女性は「未熟」であり、「ノイローゼ」状態にあるというのだ。ようやくクリトリスに関心をもつ学者が現れたというのに、クリトリスの存在についてフロイトの評価は低かった。フロイトは、クリトリスのオーガズムは、膣オーガズムに劣るとした。膣オーガズムを得なくては、本当の意味で「成熟した女性」になることはできないとしたのだ。これはまさに当時の社会、つまり男性主義的な見解が投影されたものである。膣は男性器と、精子を受け入れるための器官であり、クリトリスは何の役にも立たない。「女児が一人前の女になるには、クリトリスがこの過敏性を適当な時期に、しかも完全に膣の入り口部に譲りわたすことがきわめて重要なことになります」とフロイトは一九一七年に書いている(6)。だが最晩年、当のフロイト自身も自分の理論に疑問を抱き、弟子の精神科医たちに「闇の大陸」、すなわち女性の性について研究するよううながしていたという。確かに、それは彼らの使命である。

一九二四年、皇帝ナポレオンの末裔《まつえい》にあたる精神分析学者のマリー・ボナパルトは匿名で〈ブリュッセル・メディカル〉誌に「女性の不感症についての解剖学的考察」というタイトルの論文を寄稿した(7)。ボナパルトは二百人のクリトリスを調べ、「メアトクリトリス(クリトリス管)」の大きさを計測したという。そして、「クリトリスと膣が離れすぎているケースがある」ことを発見した。彼女によると、こうした形態の性器をもつ女性でも性的快感を得ることは可能だが、挿入時にクリトリスへの刺激を感じることができないため、性交に喜びを見出すことができないというのだ。彼女が実際に二百人もの女性を調査した可能性は低い。マリー・ボナパルトは自分自身のことを書いたのだ。彼女がこの記事を書いたのは、フロイトの気をひき、彼と会うチャンスを得るためだった。クリトリスは快感の源であると考える彼女にとって、女性が成熟するとクリトリスへの愛撫によって性感を得ることはなくなるというフロイトの学説は受け入れがたいものであった。こうして、彼女はフロイトのもとを訪れ、以降、近しい弟子のひとりとなった。彼女はその後も研究を続け、自ら三回も手術を受けて、クリトリスの位置を膣に近付けようとしたが、望んだような結果を得ることはできなかった。

膣オーガズムという幻想

再びクリトリスが注目されたのは、一九五〇年代のアメリカの有名な性科学者アルフレッド・キンゼイ、ウィリアム・ハウエル・マスターズ、ヴァージニア・ジョンソンによる現代的な研究がきっかけだった。三人は人間の「性行動」に注目したのだ。一九五三年、キンゼイは『キンゼイ報告』のなかで、膣壁よりもクリトリスのほうが敏感であり、官能の器官として可能性を秘めていると発表した(8)。それから十年以上の時を経て今度は、マスターズとジョンソンが、クリトリスを快感の源としてとらえなおした(9)。七百人の女性を対象に調査した結果、性交・マスターベーションの区別を問わず、オーガズムの源はクリトリスであり、クリトリスで発生した快感が膣へと波及することを突き止めたのだ。

フェミニズム活動家はこの事実に歓喜した。一九六八年、デンマーク系アメリカ人のフェミニズム活動家アン・コートは、まだ発表されたばかりのマスターズとジョンソンの研究結果を踏まえ、「膣オーガズムの神話」と題する論文を発表した。女性の性的快楽は、これまで男性による研究しか行われておらず、男性研究者は女性の快楽を軽んじ、女性を男性に劣る存在として論じてきたというのが、彼女の主張だ。クリトリスのオーガズムは価値がないとされ、膣オーガズムばかりが賛美されつづけてきた。そのせいで、女性たちはマスターベーションによって快感を得ることを恥じ、自分が異常者ではないかと不安を抱いてきたのだ。「膣オーガズム」を得ることができない女性は、(不当に)不感症と決めつけられてきた。「〝専門家〟たちは、不感症を女性の身体についての誤った仮説にまでさかのぼって検討することなく、むしろ不感症は女性の心理的問題だと断言している。（中略）女性の身体の構造と性的反応についての諸事実は、これとは別のことを物語っている。身体には性的興奮を引き起こすための部分はたくさんあるが、性的クライマックスのための場所はただひとつしかない。それが、クリトリスである。あらゆるオーガズムは、この部分から出た感覚《センセイション》の延長なのだ。クリトリスは、ありきたりの性的体位では必ずしも十分に刺激されないので、われわれは〝感じない〟まま取り残されたことになる。（中略）こうして女性は、男性を喜ばせるという観点から性的に定義付けられてきたのであり、女性自身の生理がほんとうの意味で分析されてきたとは言いがたい」(10)。クリトリスは男性の性的喜びに奉仕する器官ではない。しかも、女性が挿入なしに快感を得られるとしたら、男性パートナーは必要ないことになる。

さらに戦いは続く。一九七六年、アメリカの性科学者シェア・ハイトが、前代未聞の調査を行った。彼女は三千人の女性からセックスについてのデータを集めた。こうして出版された『ハイト・リポート』は、大ベストセラーとなった(11)。この本のなかでハイトは、多くの女性から証言を得て、クリトリスを女性の快楽の中心であると結論付けたのだ。ハイトの主張は、挿入を絶対条件とするこれまでのオーガズム論を覆《くつがえ》すものだった。女性の快楽は必ずしもペニスによって与えられるものではないという結論は、多くの男性にとって受け入れがたいものだったのだろう。ハイトのもとには脅迫状が届き、ついにはドイツに移住しなければならなかった。最先端の研究を行っていたはずの学者たちも彼女を支持しようとはしなかった。多くの女性がクリトリスによって、ひそかに楽しい時間を過ごしているというのに、いや過ごしているからこそ、男性社会はクリトリスの存在意義を認めようとしなかったのだ。

Gスポットの登場

社会の無理解は変わらず、クリトリスの存在を積極的にとらえる学説や発言は皆無ではないものの非常に少なく、受難の時代は続いた。壁を打ち壊すのは難しいのだ。一九八二年、アリス・ラダス、ビバリー・ウィップル、ジョン・D・ペリーの三人の科学者が共著として『Gスポット』を刊行、そのなかで使われた「Gスポット」という言葉は瞬く間に世界に広がった。ちなみに、「Gスポット」は、産婦人科医エルンスト・グレフェンベルグのイニシャル「Ｇ」が由来である。グレフェンベルグは、その数年前から膣の内部構造について研究を重ねていた。膣口から数センチのところに、愛撫や挿入に敏感に反応する部分があるというのがラダスたちの「発見」であり、これが「Ｇスポット」である。この本は十九カ国語に翻訳され、その年のうちにロベール・ラフォン社からフランス語訳も刊行されている(12)。当時、Ｇスポットは新たな快楽の扉を開く鍵であるとされた。これまで男性の充足という視点からしか語られてこなかった挿入という行為を、ようやく女性に喜びを与える行為としてとらえる潮流が生まれた。女性だって、セックスを楽しんでいいのだ。その考え方自体は歓迎すべきものだが、この本があまりにも有名になった代償として、人々は膣オーガズムを女性の快楽の頂点ととらえるようになってしまった。Ｇスポットがもてはやされるうちに、膣の内側を刺激することで、クリトリス以上の快感が得られるという誤解が広まり、クリトリスの存在意義はまたしても否定されてしまったのである。

改善の兆し

それでも、ついに最先端技術がクリトリスに味方してくれる日がやってきた。一九九八年、オーストラリア人研究者ヘレン・オコネルは、MRIを使ってクリトリスを詳しく調べた(13)。その十年後の二〇〇八年には、産婦人科医オディール・ビュイッソンと外科医のピエール・フォルデスがエコーで、オコネルと同様の観察を試みた(14)。こうした研究はほかにも行われているが、おもに、このふたつの研究によって、クリトリスの解剖学的な構造が解明され、クリトリスは身体の内部に数センチの長さにわたって存在する器官であること、女性の性的快楽はここから得られるものであることがはっきりした。膣オーガズムは存在せず、クリトリスがオーガズムを引き起こすためのただひとつの器官であることも科学的に証明された。マスターズとジョンソンの共同研究、マリー・ボナパルトを苦しめてきた症状、そして多くの女性が体験的に感じていたことが、ようやく事実として認められたのだ。だが、このMRIとエコーによるこの結果は、まったくと言っていいほど話題にならなかった。

そして二〇一五年、科学社会学を専門とするフリーランスのジェンダー研究者オディール・フィヨは、クリトリスの真実の姿を知らしめるべく、3D模型を製作した。SNSの波に乗り、その姿はこれまでにない速さで広まっていった。

そこから誕生したのが、ケベック出身の映画監督ロリ・マレパール＝トラヴェルシーの短編アニメーション〈クリトリス〉（二〇一六年製作。二〇一七年六月からインターネットで公開）である。わずか三分間のアニメーションながら、いくつもの賞に輝き、二〇一七年七月現在、五百万回も再生されている。この作品ではクリトリスが擬人化され、「彼女」の受難の歴史が語られている。オーガズムの中心、そして女性解放のための重要ポイントとしてクリトリスの存在を知ってもらうためにつくられた作品なのである。この作品は多くの人の共感や理解を得て、共有された。クリトリスはようやく闇のなかから救いだされたのだ。

クリトリスの話題はその後も続いている。まずは、ベルギーのアーティスト、ローランス・デュファイの〈誇張されたクリトリス〉を紹介しよう。これは、ポリウレタンのでこぼこした素材に、やわらかな手ざわりの表面加工がなされた高さ三メートルの巨大オブジェである。この作品はブリュッセルで展示された。スイスでは、ジュネーブ在住の芸術家マチアス・プンドが、ヌーシャテルの駅前広場に〈至福の瞬間〉というタイトルで、巨大なクリトリスを模した作品を展示した。正直なところ、これらの堂々とそびえたつ巨大クリトリスを見ると、ある種の畏怖《いふ》すら感じてしまう。クリトリスのオブジェにファッション性やポーズの美しさを求めるわけではないが、その点ではペニスも似たようなものだろう。

陰部をかたどったオブジェもある。ネイルアート界にヴァギナをモチーフとした「ヴァギナル・アート」が登場したあと、あるブランドのコレクションでは、ついにヴァギナをかたどったドレスまで登場している。ここまでくると見ているだけで笑ってしまう。

それでも、性器を不自然に隠そうとしなくなったのは良いことだ。何にせよ遅すぎることはないし、この先もこの傾向は続くだろう。これからの時代、女の子たちは新しい視点で自分たちの性について考えるだろう（少なくともわたしたちはそうあってほしいと願っている）。彼女たちは、地理の授業で大陸プレートについて学ぶよりも先に、クリトリスの図解を目にするかもしれない。これまでのような膣オーガズムの幻想に振り回されることなく、快楽を求めることができるだろう。「快楽への扉は自分のなかにある。そのための器官が女性にはある」という自覚をもつだろう。マスターベーションでもセックスであっても自分を見失わず、相手にすべてを依存することもなくなるはずだ。わたしたちのように女性誌の診断テスト（「あなたはクリトリス派？　ヴァギナ派？」）を読むこともないし、そんな記事はインターネットから姿を消すだろう。ヴァギナ信仰はいずれ時代遅れの知識になっていくことだろう。

だが、そんな日が来るのはもう少し先のこと。現在のところ、解剖やMRI、エコーを使った研究論文、さらにはクリトリスについて取り上げた記事がたくさんあってもなお、クリトリスへの無理解は続いている。戦いはまだ終わっていない。多くの人が、今でもクリトリスを前戯に便利な小さなボタンとしか思わず、膣オーガズムという幻想を捨てきれずにいる。軽視されていた時代が長すぎたため、これを一夜にしてあらためるのは難しい。固定観念はもはやわたしたちの脳にすり込まれてしまっている。

そもそも、ペニス、いやヴァギナに比べても「クリトリス」という言葉が使われる頻度は非常に少ない。クリトリスという言葉を口にすることさえどこかうしろめたく、タブーでさえある。イリス・ブレは、著書『セックスとテレビドラマ』のなかで、女性の性が、長年メディアのなかでタブー視されていたこと、特にその傾向はアメリカで根強いことを指摘している(15)。それでも朗報はある。ここ数年、アメリカでもテレビや映画で女性がセックスについて語る場面が増えてきた。そうしたジャンルのパイオニアともいうべき作品が〈セックス・アンド・ザ・シティ〉だろう。このドラマがきっかけで、少なくとも女友達との間では、大っぴらにセックスの話ができるようになったのだ。「テレビドラマが性を取り上げ、近代社会の大いなる神秘、女性のセックス観について語るための新しい言語（ここでは映像表現も含む）を生んだのだ。女性の性器は大陰唇によって守られてきた。性をオープンにするには、まず唇を開き、語ることから始めるしかない」とブレイは書いている。著者によると、最近もクリトリスを扱う、興味深いテレビシリーズがふたつほどあるという。ひとつ目は、性科学の先駆者であるマスターズとジョンソンをモデルにしたアメリカのドラマ〈マスターズ・オブ・セックス〉。テレビ番組で、クリトリスの映像がそのまま放映されるとは思えないが、性についてオープンに語るきっかけとなることはまちがいない。もう一作の、〈オレンジ・イズ・ニュー・ブラック〉（原作はパイパー・カーマン『オレンジ・イズ・ニュー・ブラック』村井理子・安達眞弓共訳、駒草出版）は、女囚たちの日常生活を描いたドラマで、コンプレックスも恥じらいもなく、堂々とセックスについて語るシーンが出てくる。妙なうしろめたさを感じさせることのない現実的なアプローチが特徴だ。

現在フランスでは、「クリトリス・ブーム」とも言える現象が起き、クリトリスは「卑《ひ》猥《わい》な言葉」ではなくなった。以前、フランスのテレビドラマ〈あれもだめ、これもだめ〉（*Fais pas ci, fais pas ça*。二〇〇七年より六シーズンにわたって放映された）には、ポルノ映画ファンの青年が登場し、赤面することなく「クンニリングス」という言葉を口にした。〈ジュテーム、エトセトラ〉も、午後のまっただなかに放送されている（二〇一七年現在）出色のテレビ番組である。スタジオでは、なんでもありだ。司会のブルキも、コメンテーターたちも恋やセックスについてタブーなく語る。ここではクリトリスも話題にのぼる。しかも、ほかの多くの話題と同列に扱われているのだ。

第3章

クリトリスは嫌われ者？

メディアに登場するクリトリス、再び話題になったクリトリス、男性至上主義に抵抗し、闘うクリトリス。それでもまだ、性的な関係のなかでは忘れられがちなクリトリス。実際のところ、データがそれを裏付けているのだ。

女性は複数の箇所に多くの刺激を受けたほうがオーガズムに達しやすいという(1)。言い換えれば、挿入だけにこだわる性的な関係は、快感を得るのに適していないということだ。膣挿入だけのセックスでは、四九・六パーセントの女性しかオーガズムに達することができない。だが、手技による刺激が加わると七〇・九パーセント、言葉による刺激（甘いささやきや、ちょっと隠微な言葉など）が加わると七二・八パーセントの女性がオーガズムに達する。

このデータについては、さまざまなメディアが取り上げている。二〇一五年、Ｉｆｏｐ

(フランス世論調査会社)の発表したデータは、新聞や雑誌によく引用されている(2)。女性が(十分に)快感を得られないのは、性的関係が男性主義に偏っているのが原因だという「事実」を示すデータだ。「膣への挿入にクリトリスの刺激が伴う頻度を訊ねたところ、〝しばしば〟と答えたのは、フランス人女性の三人にひとり(三四パーセント)しかいなかった。その一方で、七七パーセントの女性が挿入に伴い、クリトリスへの愛撫があったほうがオーガズムに達しやすいと答えている」。多くの女性誌がこの結果を引用し、わたしたちも共著『ポジティブ・セックス』のなかでこのデータを取り上げた(3)。以来わたしたちは、クリトリスが不当に貶《おとし》められてきたこと、そしてクリトリスと膣の両方を刺激してこそ、女性が快感を得られるのだということを知ってほしいと思うようになったのだ。『ハイト・リポート』や『キンゼイ報告』が女性たちの本音を知らしめて以来、女性が気持ちよくセックスするには、クリトリスへの刺激が必要であることは明らかなのだから。

これらのデータは、いずれも「クリトリスがセックスのなかで忘れられた存在であること」「過去の常識にとらわれ、根強い男根主義の犠牲となる女性は依然としており、ペニスばかりが強調されているということ」を示している。つまり、男性は挿入にばかりこだわり、女性は性交渉において主導権を取ることができない状態が依然として続いている。

これまで語られていなかったから、今もあまり話題にする人がいないから、女性たちはクリトリスについて自由に話すことができないのだろうか。わたしたちは、まずベッドのなかで自分のクリトリスの声を聞いてみることにした。わたしたちのクリトリスは、それほどまでに蔑《さげす》まれてきたのだろうか。

過去を振り返ってみよう。一九九〇年代、わたしたちが初めてセックスをした頃、膣オーガズムやGスポットを探し、どうしたら気持ちよくなれるのかを模索した。そうするうち、クリトリスの存在に気づいたのだ。わたしたちだけではなく、パートナーの男の子たちも同じだったはずだ。わたしたちがクリトリスの存在に気づいたのは、単純にそこをさわると快感が得られるから。こんな気持ちがいいものを放っておく手はない。わたしたちが取材や診察で出会った女性、そしてプライベートで出会った女性たちもみな、挿入があってもなくても、クリトリスの快感における役割は大きいと打ち明けてくれた。また、セックス時にパートナーからクリトリスを刺激されても、自分の望むような刺激ではない（「もっとさわってほしいのに！　もっとやさしくさわってほしいのに！」）と明かしてくれた女性もひとりならず存在した。

男性は挿入しか望んでいないという状況は少しずつ変わりはじめており、パートナーの快感を気づかう男性は増えている(4)。確かに、おざなりな前戯があたり前だった時代からすれば改善されてきてはいるのだ。快感と性行為には「助走」が必要とされており、わたしたちは若い頃、不慣れな男性パートナーに前戯を「させる」または「してもらう」ためのテクニックまで、雑誌のセックス記事で知ったものである。要するに、女性には「気持ちの準備」が必要であり、男性はそれを必要としていないというのが当時、すでに女性側では常識だったのだ。

今は、男性側もクンニリングスをしたり、クリトリスや周辺の性感帯を刺激したり、女性を「喜ばせる」ために努力している。その一方、「イかせることができる能力」を競おうとしている男性も少なくない。だが、「女性を喜ばせる」ということは、男性の自己満足(誰もがそうだとは言わないけれど、その傾向が強い)とは別の話なのだ。それでも、女性の快感について配慮する男性は増えているし、セックスにおけるクリトリスの重要性も知られるようになっている。今では多くの男性が、女性の快感のためには愛撫が必要であると理解している。

もちろん、男根主義が一夜にして消えるわけではない。クリトリスの重要性をもっと知ってもらうことが必要なのだ（だからこそ、この本を書いている）。しかし、挿入なんかどうでもいいと言いたいわけではないし、クリトリスへの愛撫は義務であると主張したいわけでもない。一見、正反対に見えるこのふたつの考え方は、どちらもまちがっている。実際、女性は内側からも外側からも快感を得られることが、最新の研究で解明されているのだ。

思い込みと義務感

クリトリスについて調べるうちに、わたしたちは自分のクリトリスのことをどれほど知っているのだろうと自問するようになった。わたしたちが知っているのは、クリトリス全体の三分の一、陰核部分だけなのだろうか。ベッドのなかでふれてみるだけでは、まだ知らない部分があるというのか。どうしたらクリトリスが「顔を出す」のか、そのまま保つにはどうしたらいいのか。だが、そんな疑問を抱いた途端、ある種の強迫観念が生じるのも事実だ。これでは、膣オーガズムを信じていた若い頃と同じではないか。膣がクリトリスに変わっただけで、また同じ過ちを繰り返すことになる。男性も女性も、人気スターを追いかけるように、これがいちばん気持ちいいという方法に飛びつき、試してみる。これまでも、女性は、クリトリスをジョイスティックのように扱うボーイフレンドのことを笑い話にしてきた（笑い話ではなく事実かもしれない）。実際のところクリトリスは、ミステリアスで驚くべき存在で気まぐれで、ときに移り気なもので、女性にとって大事な必要なものである。そんなことを面と向かって宣言したら、きちんと受け止められる男性は、どれだけいるだろうか。

男性もまた、若い頃は最上の快感であるという膣オーガズムとやらを達成させてやろうと意気込むものである。だが、女性の快感というのは、曖昧な部分が多い。女性をオーガズムまで導くことができると男性たちは自信をつけた。女性たちは、パートナーのプライドを傷つけるのがこわくて、もしくは、わがままな女だと思われるのが嫌で、相手の性行為に文句を言おうとはしなかった。どちらにしても、快感の有無は男性におまかせするしかないという思い込みが彼女たちを縛っていたのだ。女性は、男性の「上から目線」の発言（「気持ちいいだろう、おれのおかげだぜ」）に不満を感じたかもしれない。だが、性行為に不慣れな男性のほうでも、「イかせなくてはいけない」というプレッシャーを感じていたのだ。コンドームをつけながら萎《な》えてしまうのではないかと心配し、あっというまに終わってしまうのではないか、彼女を感じさせることができないのではないかという不安になっていたにちがいない。パートナーへの配慮の裏には、自己満足もあっただろう。それでも、「女性を満足させなければ」というプレッシャーを感じている男性は確かに存在するし、それではセックスを楽しめない。一部の男性は今でも女性を子供扱いし、セックスにおいても「何かしてやらなければならない」と考えている。女性側からは何も「お願い」しているわけではないのに、「女を快感に導いてやるのが男の役目」という固定観念が彼らにそう思わせるのだ。いや、冷静に考えてみよう。パートナーを満足させられないかもしれないという不安に苛《さいな》まれる人がいる一方で、そんな苦しみから解放された男性も出てきている。時が流れ経験を重ねることで、男性も「オーガズムに導いてやろう」という野心や「導いてやらねば」という義務感から自由になりつつある。もちろん、相手への気づかいが不要だというわけではない。ただ、セックスとは相手の声を聞き、共有するものだということをわかってほしい。やがて男性は、オーガズムは無条件に訪れるものではなく、当の女性がどれだけ自分の身体をわかっているかによってもちがうものであり、その日の気分にも左右されるものだと知る。文字どおり一心同体となって、相手の身体を自分の身体のように感じるからこそ、男性にも理解できるのである。多くの男性は、パートナーがセックス中にオーガズムに達しなくても「受け入れる」と答えている。そういう結果に終わっても、特に女性側に非があるわけでもないことも理解しているし、自分がしくじったわけでもないと考える。オーガズムは、ふたつの肉体が出会い、偶然のように生じるものであり、達成できればふたりの共同作業がうまくいった証《あかし》だが、うまくいかなくてもどちらのせいでもないのだ。

女性側にも、感じなければいけないという思い込みがある。それは男性側の視線を気にしてのことだろうか。それとも「成熟した女性」になりたいからだろうか。「イッた」ふりをする理由として、しばしばパートナーの男性を傷つけたくないから、もしくは、「アブノーマル」だと思われたくないからといった声が聞かれる。こうした状況からも、セックスを「成功させなければならない」というプレッシャーが今なお支配的であるという事実がうかがえる。あふれんばかりのセックス情報のなかで、わたしたちはより強いオーガズムを際限なく求めつづけなければならないのだろうか。

クリトリスはわたしたちを幸せにしてくれる。時代の変化や科学的な発見、個人的な体験によって、あらたな驚きと出会い、さらに大きな快感を求めるようになるのは、自然なことだろう。だが、理解を深めるためには、まず、この妙なプレッシャーから自由になることが必要だ。ひたすら上ばかり目指しつづけていても、結果はむなしい。クリトリスは微笑みを浮かべ、腕を広げ、あなたの心も身体も癒してくれる。男性が女性よりも優位にあるということはない。それなのに、性の喜びは男性至上主義に偏ってきた。これまで男性側に傾いていた針をゼロに戻そう。

望みすぎないこと

男も女も常に性欲をもたねばならず（性欲がとつぜん空から舞い降りてくるとでも？）、パートナーの性欲を常に受け入れなければならず（そうしないと怒られちゃう？）、セックスしたら必ずオーガズムに達しなければならない（そうでないと失敗したことになる?)。そんな思い込みが心のなかにあり、「義務感」が楽しいセックスを妨げている。至高のセックスにこだわりすぎると自分を見失い、小さな幸福すら逃してしまう。男も女も、こうした義務感に振り回されているのだ。

ミラン・クンデラの小説『緩《ゆる》やかさ』(一九九五年)にはこんな一節がある。「ここでわたしは思い出す。三十年前に、エロチスムの幹部党員といってもいいような厳格で熱狂的な面持《おもも》ちで、性の解放について(ぞっとするほどに冷たい理論的な)忠告をしてくれたあのアメリカ人女性のことだ。彼女の話にもっともよく出てくるのは、オルガズムという言葉だった。数えてみたら、四十三回もあった。オルガズム崇拝は、セックス・ライフに投影されたピューリタン的な功利主義、無為に反対する効率であり、性交を障害に——愛と世界の唯一真の目的である忘我的な激発に到達すべく、できるだけ速くのりこえなければならない障害に変えてしまう」(西永良成訳、集英社)。クンデラは、コミュニケーションとしての「性交渉」をないがしろにして、オーガズムという目的をさっさと達成しようとする人たちを揶揄《やゆ》しているのだ。無駄な時間を省こうとする、こうした傾向は今も存在するが、ここ数年はこれに対抗してスローセックスも流行しはじめた。

オーガズムに達すれば、それは幸せなこと。だがオーガズム、つまり頂上を達成できなくても、深刻に考える必要はない。頂上に向かうまでの道にも、ふたりにとって楽しいこと、気持ちのよいことはたくさんある。だからこそ、この本のなかでは「快感」のための愛撫について語ることはあっても、こうすれば必ずオーガズムに到達できると断言するような書き方は避けている。目的意識を捨てることが、快感を楽しむ近道だと思うからだ。

それでも、言っておきたいことがある。最近では、「オーガズムの追求は（苛酷だからという理由で）無駄」だとか、「イクことなど望まずにリラックスしましょう」といった言説が聞かれるようになった。それ自体はいいことである。だが、オーガズムが義務ではないからといって、快感などなくてもいいというわけではない（やたらと複雑な体位や不器用な前戯、早すぎる挿入といった不満をこらえてまで至高のセックスを目指すのは無駄だが）。つまり、オーガズムに固執するのは馬鹿げているが、「快感」まであきらめる必要はない。それだけは忘れないでほしい。

完璧を求めても疲れるばかりで、得るものはない。その点クリトリスは、プレッシャーをかけたりしない。わたしたちがセックスについて悩んだり、快楽についてうしろめたく思ったりすることのないよう、ひかえめにしているのだ。クリトリスは強迫観念とは無縁だ。クリトリスで「失敗」することはないし、「どうすればいいかわからない」こともなければ、複雑でもない。絶対にオーガズムに達しなければならないわけでもない。クリトリスは、競いあうための道具ではない。ただ気持ちいい。それだけでいいのだ。

第2部

クリトリスについて知っていること、噂で聞くこと

二〇一五年、研究者のオディール・フィヨが3Dプリンターでクリトリスの3D模型を制作した。わたしたちは彼女の作品を男女問わず、クリニックの相談者や取材相手に見せてみた。すると意外なことに、みなが驚きの表情を浮かべるのだ。ある人は目を細め、またある人は目を見開き、「これは何ですか」と訊ねてくる。ピンクの生き物？　アニメのキャラクター？　バービー人形もどき？　足のあるたまごっち？　たまごっちみたいに、餌《えさ》をやったり、話しかけたりするゲーム？　クリトリスは豆粒大のものと思っていたので、タコのような形状を目の前にして、とまどいを隠せないのだ。

わたしたちは、道行く人や電車の乗客、そして昔のボーイフレンドにも、この模型を見せたくなった。クリトリスがどんなものか、わかってもらうためにはそれが必要だと思ったからだ。具体的な情報を得ること、慣れ親しむこと。互いを思いやりながらポジティブで新しい性関係を結ぶためには、まず知ること、知ってもらうことが大事だと痛感したのだ。

第4章 わたしの身体、わたしのセックス

快適なセックス・ライフを送るためには自分の身体を知ることが不可欠だという話はよく耳にするし、それ自体はまちがいではない。だが、身体を知るには、実際どうすればよいのだろう。解剖図を見ればいいのか、ポルノ映画を見たり、アダルトグッズを使ったり、鏡の前でマスターベーションをしてみれば、自分の性器がどんなかたちなのか知ることができるのだろうか。いざ本気で考えてみると、具体的に何をすればいいのか、よくわからない。

まずは、鏡を使って観察してみよう。さわってみるのもいい。マスターベーションのためではなく、指で形状をたどってみるのだ。大陰唇、小陰唇、クリトリス、膣口など勝手知ったる場所を実際に確認し、あなたのパートナーが見ているはずの姿を自分の目で見てみる。自分の性器を知っていれば、セックスへの理解も深まるし、自信も得ることができ

る。鏡の前で、「いちばん美しいのは誰」と聞いてみればいい。鏡は「あなた」と答えるだろう。知るのは大事だ。性器にコンプレックスをもつ人は多く、「美しい性器」を求める女性は増えている。二〇一五年に国際美容外科学会（ISAPS）が公表したデータによると、全世界で九万五〇〇〇人以上の患者が大陰唇縮小手術を受け、五万人以上が膣の整形手術（膣口を縮小または広げる手術）を受けている[1]。これは、かなりの数である。最近では、より美しい性器を求めて、陰部にピアスをつけたり、化粧を施したりする「ファッション」も増え、陰毛の処理や、消臭ケアも広がっている。

ポルノ女優のように見せびらかすことはなくても、自分の性器が美しく、匂いもよければそれはいいことだ。だが、こうした情報はときに、完璧な身体、完璧な性器という幻想を押しつけ、女性たちに自信を失わせてしまう。自分は醜い、格好悪いと思い込んでしまう人もいるだろう。自分の性器にコンプレックスがあると、パートナーがどんなにがんばっても、女性は「快感」を得ることができない。

しかし考えてみれば、男性のペニスだってみな同じではない。性器は、その形状も能力も、人によってさまざまなのだ。大事なのは自分の性器を知ることであって、他人と比べることではない。これは男女に関係なく、あなたにも、あなたのパートナーにとっても大切なことである。

自分の発見は「自己性愛《オートエロティズム》」から始まる。これは夫や恋人のいる人にも言えることだ。マスターベーションは、「もてない」独身者の専売特許ではないのだ。多くの人にとって、ひとり愛撫に身をゆだねることは、わずかにふれただけで敏感な反応を示す場所を探検するようなものだ。マスターベーションや性的妄想に限界はない。自分の好きなようにすればいいのであって、快感だけが基準である。シャワーヘッドやマットレスの角を使ってもいいし、アダルトグッズを使っても、ポルノ映画を見ながらでもいい。そうやっていろいろ試すうちに、自分がマスターベーションを好きかどうか、どうやって、どこを、どんなふうに愛撫すればいいのか、徐々にわかってくるはずだ。マスターベーションの仕方は、やりながら学ぶものだ。ただの本能ではないのである。

マスターベーションのやり方にマニュアルはない。特にしたくないのなら、しなくてもいい。誰かに強制されてするものではない。パートナーと一緒にマスターベーションをするのもいいだろう。ふたりで模索するうちに、新しい発見があるかもしれない。こうして見つけた快感は、ひとりのときとはまたちがうものになるだろう。ちがう次元でエロティックな気分を楽しめるはずだ。パートナーと喜びを共有し、ときに回り道をし、あれこれ試しては、驚きとともに性を再発見していくのだ。

パートナーや年齢、その日の気分によっても状況はちがってくるから、何歳になっても発見はある。自分探しは、自分ひとりでもパートナーと一緒でも、時間をかけるしかないのだ。試してみる。感じる。もう一度やってみる。やめてみる。無理することなく、いろいろ試してみて（好きな曲を聞きながらよつんばいになってやってみるとか）、自分の声に耳を傾けるうちに、自分のことがよくわかってくるはずだ。お気に入りのやり方が見つかったら、あとは好きなときに、気持ちよくなれる。わざとじらして、最後のお楽しみにとっておく手もある（毎日、同じだとあきてしまう）。大人というのは、その日の気分で選べるおやつやおつまみのような、ちょっとした「お楽しみ」をいくつももっているものだ。

女性誌の記事も今では、わたしたちの味方だ。女性のセックスはまだ語り尽くされてはいない。セックス記事は、わたしたちが自分を知り、罪悪感から解放されるのを手伝ってくれる。人それぞれにちがいがあるだけで、妙な劣等感などもたなくてよいことを教えてくれるのだ。

クリトリスについて現時点で確実なのは、クリトリスが体内に長く広がっている器官であること、陰核だけの存在ではないということ、そして、快楽のためだけの器官であること。今のあなたは鍵の束を手にしていて、扉の向こうには、これまでにない愛撫、習慣、感覚が待っているということだ。クリトリスについて知り、その解剖学的な形状について知れば、自分の身体に自信をもつことができるし、より積極的に性の快楽に身を投じることもできるはず。それなのに、今のところ、多くの女性がクリトリスについて十分な知識をもっていないのだ。

第5章

学校教育とクリトリス

初めてクリトリスという言葉を聞いたのはいつなのか、思い出せない。初めてラザニアを食べたのはいつか、初めて産毛《うぶげ》を抜こうとして悲鳴をあげたのは何歳のときか、そんな質問と同じぐらい、特定するのは難しい。いずれにしろ、学校の授業で習ったのではないことだけは確かだ。たいした知識もないうちから、パンツのなかにそれが「存在する」ことは知っていた。どこから来たのか、どんなものなのか。辞書で調べたかもしれない。一九九〇年刊のポケット版ラルース百科事典を見ると、「陰門にある勃起性をもつ小さな器官」とある。最新版では、「女性生殖器の外部、陰門の前方にある勃起性をもつ小さな器官」とある。この定義は誤りである。「外部」という記述が加わった分だけ、一九九〇年版よりも「後退」しているとさえ言える。確かに、クリトリスは小さなボタンとしか思われていない時代もあった。だが、それは二十年前の話だ。クリトリスが体内に長々と広がる器官であることが判明してから随分たつのに、社会的な認知は追いついていない。

現在、学校で教えられているのは、生殖のシステムだけである。射精によって精液が放たれ、精子が卵子と出会う。それが受精である。受精卵は子宮壁に着床し、細胞分裂を繰り返して大きくなる。こうした知識は有用だ。経験があるふりをしたがる思春期の子供たちにとって、妊娠の仕組みを知ることは確かに大切だ。月経についてはタブー視する傾向が今でも根強く、話題になる機会が少ないだけに、女性の性周期について知ることも望ましい（この話はまた別の機会にしよう）。避妊や、性交渉によって感染する可能性がある病気についても学んでおくことが重要だ。

だが、快楽についても教えるべきではないだろうか。避妊や性行為と向きあう必要性を教えるなら、セックスのポジティブな側面についても、教えておいたほうがよいのではないだろうか。しかし、現在、学校の性教育で快楽が語られることはなく、もちろんクリトリスも話題にはならない。クリトリスは生殖に関係のない器官であり、教科書には載っていないのだ。一方、ペニスは堂々と教科書に掲載されている。ペニスは快楽のためだけの器官ではなく排尿器官でもあり、精子を体外に放つための生殖器官でもあるからだ。

フランスの男女平等高等評議会（ＨＣＥ）が、二〇一六年六月十三日に発表した報告書にはこうある。「青少年、特に女子は自分の身体について無知であり、なかでも女性の性的快楽についてはタブー視する傾向が根強い。十三歳女子の五三パーセントが男性器の形状を知っているが、八四パーセントは自分の性器の形状を知らない。十五歳の女子の四人にひとりがクリトリスの存在を知らずにいる」。これは、フランスの十三歳から十五歳の中学生三百十六人に匿名でアンケート調査した結果である(1)。

報告書はさらに分析を続ける。「クリトリス切除の文化は、外科手術的、物理的な切除だけではなく、女性の快楽を認めない心理的な排除も含め、思春期以降の性行動に悪影響を与える。男女間の充足感、快感（その一例がオーガズムである）の不平等は、おもに、女子が自分たちの性の特性について無知であることが原因である。男性器と同様に女性器についても知ること、そして女性の性的快感およびクリトリスの役割を認識することは、平等でポジティブなセックス・ライフを構築するために不可欠なことである」

中学生にかわって、性器についての知識を問うテストを受けてみた。大人でも結果は同じである。確かにペニスの形状なら描くことができる。学校のトイレに行くと、ペニスの落書きはあちこちにあった。だが、女性器が描かれていたことはないし、今もないだろう。クリトリスの落書きもない。陰茎《いんけい》や睾丸《こうがん》が頻繁に描かれているのは、それが身体の外側、見えやすい場所にあるからだ。もし、クリトリスが足の間にぶらさがっていたら（そして、ぶらぶらさせて遊ぶことができたら）、もっと正確なかたちを知ることができただろう。

３Ｄ模型ができて、ようやくクリトリスの形状を知ることが可能になった。その形状や構造もわかってきた。いつかは、タブーが消える日が来るかもしれない。そのうち、壁や机に落書きする者が出てくるかもしれない。その前に、まず教科書で扱うことから始めよう。男子も女子も自分たちの身体について知るべきだし、コンドームやマスターベーション、性病や中絶のことだけではなく、性についてポジティブなイメージをもつことも大切だからだ。わたしたちが調べたかぎり、フランスでは二〇一七年九月からの新年度に導入される教科書のなかで、クリトリスに言及したものは一冊しかなかった。それだけでも、大きな進歩ではある。当該教科書の出版社に問いあわせたところ、学生の二〇パーセントがこの教科書を手にするという。そのほかの教科書は旧態依然として、豆粒のようなクリトリスしか描かれていない女性器の図解を載せているだけだ。しかし、たとえ一冊でも、喜ばしいことである。一歩とはいえ、わたしたちが前に進んでいる証なのだから。

より良い性教育とは

医師ミシェル・シムスの近著に、『元気なとき、病気のとき』という子供向け（何歳向けなのかは、特に記されていない）の学習絵本がある[2]。そのなかでは、身体のそれぞれの器官の「良い状態」と「悪い状態」が絵で説明されている。たとえば、鼻なら「匂いを感じる」のが良い状態、「鼻水が出る。くしゃみをする」が悪い状態というわけだ。

見開きの構成で目を引く箇所がふたつあった。ひとつは「おちんちん」の項目である。陰茎、睾丸、陰嚢《いんのう》まできちんと描かれており、拡大図では亀頭や包皮も見ることができる。性器を勃起させ、恥ずかしそうな顔をした少年のイラストがあり、「これは健康な証拠」との言葉が添えられている。ペニスは「おしっこをするところ」であり、ときに硬くなることがあるが、それはふつうのことだという説明もある。子供たちはこの本で、ペニスの有用性、性的な反応、ありがちな不安について知ることができる。残念なのは、女の子のページだ。膀胱《ぼうこう》と尿管だけが描かれている。しかも、「われめちゃん」といった幼児語で説明されているのだ。おしっこをしている少女の絵もある。子供用の本でも、性の快楽や生殖の仕組みを説明すべきだと言いたいわけではない。だが、これでは幼い読者に、女性の性器はおしっこをするためだけにあると受け取られる危険性があるのではないだろうか。いっそ陰部やクリトリスの図解があってもよかったのではないだろうか。幼いときから、子供は自分の身体や自分の性器がどうなっているのか興味をもつものである。セックスを知らなくても、性器をさわると身体のほかの部分とはちがう感覚があることに気がつくはずだ。子供たちは好奇心のかたまりなのだから。やがて、成長とともに身体への関心も育っていく。ほかの子供の身体と比べたり、親を観察したりしながら（両親とお風呂に入るときなど）、自分の身体はどうなっているのか、興味をもつのは当然のことである。

単純化した形状でクリトリスの全体像を示すことができればいいと思う。ただし、「全体像」というところが重要である。陰核の突起だけを示すぐらいなら、何もなくていい。フランス語のスペルを教えるのと理屈は同じである。たとえ、子供がすべての発音をマスターしていなくても、スペルは正しいものでなくてはならない。子供たちは、「読む」ことができなくても見たままに記憶してしまうのだ。

シムスの本には女性を不快にする記述があるとし、「女性器は穴ではありません。子供に誤った知識を与えないで」というキャッチ・コピーのもと、同氏に記述の修正を求める署名も行われている。現時点ですでに一万人の署名が集まっているらしい。

シムスを槍玉《やりだま》にあげることが本章の目的ではない。わたしたちはシムスが大好きだし、彼の業績は尊敬している。だが、女性の性に関する教育は、依然として軽視されている感があり、これだけは見すごすわけにいかないのだ。

子供にどのように説明するか

親のなかには、子供が学校で（もしくは本のなかで）、陰門や膣、クリトリスについて学ぶことに不安を感じる者もいるだろう（ペニスについても同じことが言える）。下手に情報を与えると、年齢に不相応なかたちで、性的な興味を煽《あお》ることになるのではないかという誤解があるのだ。その一方で、林間学校に出かける中学生の鞄《かばん》にコンドームを忍ばせる親もいる。確かに、コンドームを渡すことがセックスへの興味をかきたてることになるかもしれない。それでも、避妊の必要性を知ったうえでことに臨むほうが、無知よりもまし、だろう。

必要性を感じたらどんなに幼くても、その時点で子供に対し、性の話をすることこそが教育ではないだろうか。避妊（自分を守るための手段）や性についての考え方（セックスとは相手を尊重することであり、決して強制であってはならないということ）について必要な知識を与えていくのが、教師や親の役割である。

もちろん、いきなり子供に向かって「パパとママが何をやっているか知りたい？　クリトリスって何か知りたい？」と問いかけて性への関心を煽ろうというわけではない。だが、適齢期は人それぞれである。日常生活のなかで、ふつうに話題にのぼることもあるだろう。子供たちは好奇心旺盛だし、観察力がある。その気になれば、機会はいくらでもあるはずだ。妹や弟のおむつを替えながらでもいいし、テレビで男性が女性の尻をそっとつねった場面を目にしたときでもいい。子供は、ただ知りたいという気持ちから、ごく自然に質問してくる。そんなときは、性についてマイナスのイメージをもたせないためにも、当惑することなく、子供が疑問に思っていることに対してポジティブな答えを返すことが重要だ。大人が当惑したり、ショックを受けたりして無理に話題を変えようとすると、子供は、性について語るのはタブーだという偏見をもってしまう。不意を突かれたとき（答えるのに準備が必要なときや質問のタイミングが悪かったときなど）は、その場で答える必要はない。そういうときは、あとで話しましょうと約束し、その約束を守ればいいのだ。

赤ん坊はキャベツから生まれるという説明はほほえましいものであるが、事実と異なることを教えることで、子供の心理に混乱をきたす危険性もある。早熟な同級生にからかわれ、嫌な思いをする可能性もあるのだ。かといって、性に潜む危険ばかりを強調し、こわがらせるのも考えものだ。子供にセックスは危険なものだと思わせてしまう。

親たちは誰もが模索している。親自身もセックスについて知らないことはある。固定観念を押しつけたり、「ふつう」であることを求めたり、「しなさい」「すべきだ」という義務や強制になったりすることを恐れる気持ちもわからないではない。親たちの困惑の裏には、セックスについて偏狭な考えをもたせたくないという配慮もあるのだろう。一方、子供の側はというと、話の詳細よりも、親がセックスに対して語るときの口調や表情に敏感に反応する。医者や心理学者のように分析的に語る必要はない。親はただシンプルな言葉で、できるだけポジティブに性を語ればいいのだ。

具体的にはどうすればいいだろう。ときに「大人の言葉」を交えつつも、「学校で使われている言葉」を使って説明するのがもっとも現実的だろう。「恥骨」「陰唇」「クリトリス」「ヴァギナ（膣）」というのは大人の言葉だ。それよりは、女性器のことを「われめちゃん」と呼んでもいい。だからといって「キャベツ」のようにぼかした表現を使うのは禁物だ。子供は子供なりの表現をもっている。言葉が見つからない親たちは、子供に質問してみるといい。彼らなりの答えが返ってきて、親を助け、知識を共有しようとしてくれる。子供たちが年齢に応じて、性をどれくらい理解しているのかも確かめられる。親が「そうだね」もしくは「そうかもしれないね」と言ってやるだけですむ場合も多い。

さて、次章からは話を大人に戻そう。クリトリスについてもっと詳しく知っておいたほうがいいのは、子供に限ったことではない。

第6章

クリトリスはどんなかたち？

クリトリスはじつによくできている。だが、その構造を示そうとするとなかなか複雑なのだ。理由はいくつかある。まず、非常に個体差があるということ（みなが同じ形状のクリトリスをもっているわけではない）。さらに、どんな状態にあるかによって、形状、大きさが激しく変化するため、計測が難しいこと。最後に、クリトリスの各部位については、それぞれの専門家が異なる名称を用いており、まだ統一されていないという問題もある。たとえば、ある人は、「幹」のなかに「亀頭」があるという表現を用いているし、その名称を採用しない専門家もいる。このあたりは、まだ解決していない問題が多いのだ。

本書でも、特に用語を統一しようとはしていない。クリトリスの解剖学的構造や、快感における役割を微細なところまで解き明かそうとも思っていない。とにかく、多くの人がクリトリスだと思っている部分が、じつは氷山の一角でしかないことをわかってほしいだけなのだ。

クリトリス全体は、九～十一センチほどで、陰核部分はおよそ直径一センチである[1]。陰核はクリトリスの外部に突き出した部分であり、外陰部の先端にある。陰核には知覚神経が集中しており、ふだんは包皮と呼ばれるカバーをかぶっている。陰核の形状も個体差がある。高く突き出た鼻や上向きの鼻、鼻の大きい人や小さい人があるのと同じことである。陰核部分には、神経が集中しており（ペニスよりも神経細胞が多い）、だからこそ、敏感なのである。温かさ、冷たさはもちろん、押されたり息を吹きかけられたり、やさし

陰核は人それぞれ

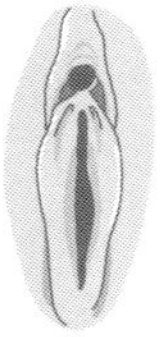
小さなペニスのように陰核が外に突き出ている

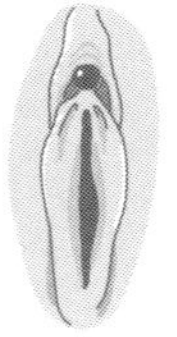
丸い真珠のような陰核

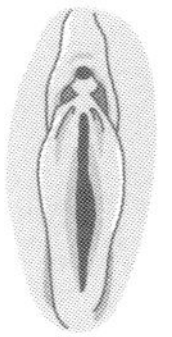
包皮で陰核がほとんど見えない

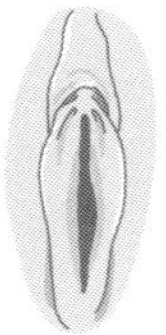
完全に包皮がかぶっていて、外からまったく見えないタイプの陰核

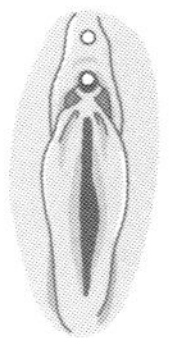
ピアスをつけた陰核

くふれられたりするだけで敏感に反応する。冷たい手や温かいアダルトグッズ、愛撫に込められたニュアンスのちがいを感じとるだけの感性をもっているのだ。陰核はクリトリスの一部分でしかなく、非常に小さいものではあるが、小さな真珠のように美しく、大きな喜びを秘めている（足の小指だって見ようによっては、これまでとちがうものに見えてくるでしょう？）。

　さらにクリトリス内部へと旅は続く。ペニスの陰茎と同様、クリトリスにも体内に続く「幹」部分があり、その「根元」部分のクリトリス根は、

クリトリスの断面図

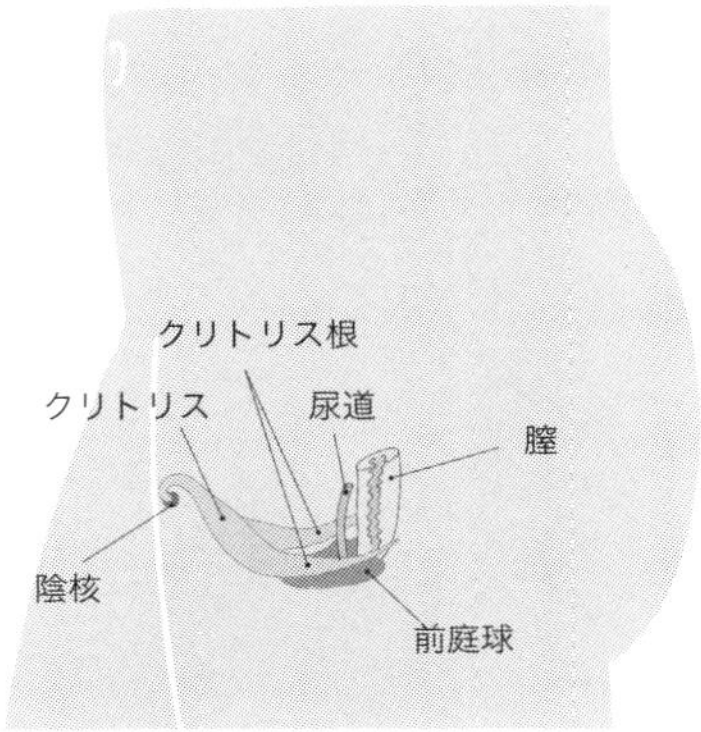

尿道や膣につながっている。尿道と膣の入り口部分、大陰唇の下、膣壁の裏側には前庭球がある。

クリトリス全体をどう呼ぶのかも悩ましい問題である。「クリトリス球腺」「クリトリス複合体」、さらに単にクリトリスと呼ばれることも少なくないが、その場合、外部に突き出した陰核部分だけを指すと誤解されることも多い。だからこそ、呼称ひとつとっても「複雑」なのだ。

その複雑さにうんざりする人もいるだろう。だが、この「クリトリス球腺」（とりあえず、この呼称を採用する）こそが女性の快楽の出発点であり、なかなかに奥深いものなのである。クリトリスの構造について、まだ知られていないことは多い。まずは、クリトリスの「要望」を聞くことから始めよう。

クリトリスの図解

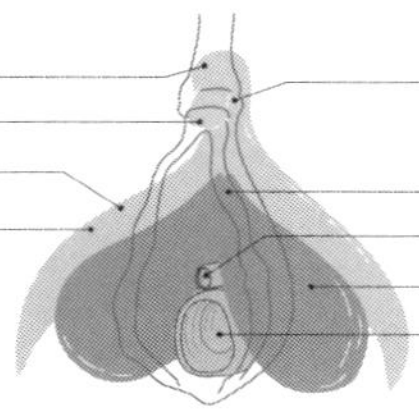

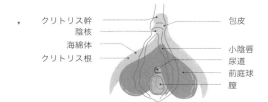

第3部

クリトリスからのお願い

クリトリスが豆粒のようなものではなく、身体の奥まで広がる器官であること、女性の喜びのためだけの器官、いわば「気持ちよくなるため」だけに存在するものであることはもうわかっただろう。それだけでも大きな進歩だ。クリトリスは自然がくれた贈り物なのかもしれない。だが、この贈り物を活用するには、その成り立ちと使用法を知ることが必要だ。「取扱説明書」とでも言えばいいだろうか。気持ちよくなるためにはクリトリスの要望に応えなくてはならない（といっても無理なお願いではない）。快感を得るためには、クリトリスとの「対話」が求められる。クリトリスは感情に左右されやすい。だから、クリトリスが力を発揮するには気持ちの準備がいるのである。

タンポンを入れようとして、性的な快感を得たことがあるだろうか。ないはずである。性的なことを考えていないときは特に何も感じない。適切な例ではなかったかもしれないが、ここからわかることがある。いつでもクリトリスにふれることはできるが、時や場所が適切でない場合、つまり、そういう気分ではないとき、愛撫を受け入れる準備ができていないときは、ほとんど、いや、まったく性感を得ることはないのである。

一方、整体などの施術を受けるときに「感じる」ことはあり得る。経験がある者もいるだろう。わずかでも快感があったとしたら、あなた自身に何かエロティックな思いがあったのかもしれないし、整体師の手はタンポンとちがうということなのかもしれない。それが誰の手であれ、人の手には物理的にも心理的にもただの物体とはちがう「感触」がある。だがここで、こうした医療的行為とエロティシズムについて語ることには抵抗がある。整体に行くのは椎間板ヘルニアを治すためであり、整体師に関心があるからではない。では、恋人とのデートならどうだろう。レストランで楽しく食事をし、歩いて帰る。夜の街は美しい。家に着き、性欲が高まるのを感じる。そしてセックスする。感じたはずだ。オーガズムに達したかもしれない。だが、もしそのセックスが満足のいくものであったとしたら、そこに共有と気づかい、快楽や至福を見出したとしたら、それはあなたが「望んでいた」からである。あなた自身が心身ともに良い状態にあり、途中で気が変わることなく、ずっとそうありたいと望んでいたからこそなのである。

誰もが、生活のなかで経験があるはずだ。映画にしろ料理にしろ、「気が向く」ときと「気が向かない」ときがある。仕方なくかたちだけやってみることも、気が向かないが努力してみることもあるだろう。それ自体は、必ずしも悪いことではない。良い結果につながる場合もある。誰かに背中を押してもらう必要があっただけで、一歩踏み出してしまえば、がんばってみてよかったと思えることも多い。だが、すぐには報われない場合もある。道のりは長くつらく、一歩踏み出したが、やはり気分がのらない。心のどこかで不満がくすぶり、どうにも集中できないというときもあるだろう。

セックスにも同じことが言える。その気になれない日もあれば、条件がそろわないときもある。何かに気をとられていて（仕事や、やらなければならないあれこれ、悩みごとなど）、それどころではない日もある。そんなときは、性的な快楽に身をまかせることは難しい。あれこれ試してもクリトリスを刺激しても、どうにもその気になれない日、何かが足りなくてスイッチの入らない日はある（性科学者である筆者ですら、そうなのだ）。クリトリスは、あなたが自分に満足しているときにしか、愛撫にこたえようとはしない。時間や場所、愛撫の仕方、自身の機嫌や気分がすべて好ましい状態にあるときにしか、クリトリスは活躍できないのだ。歓迎してもらえないとわかっていて、シャンパン片手に友人を訪ねたりしないように、クリトリスは「空気を読む」のである。

第7章 思い込みは捨てて

ふたりの女性の身体の同じ場所を、同じ指で同じくらいの強さで、同じ状況で同じ表情でふれたとしても（そんなことは実際には不可能だろうが）、ふたりの反応はまったくちがうものになるだろう。性に対する感度も考え方も人それぞれだからだ。その人のそれまでの人生、つきあったパートナーやマスターベーションの習慣、性欲の強さや性との向きあい方にもよる。確かにクリトリスは非常に敏感な部位であるが、本人にその気がないときは反応しないのだ。人は「思い込み」をもっている。自分自身で思い込んでいる場合（「スプーン体位では何も感じない」「おへそなんて感じないのに、なぜ彼はそこに固執するのかしら」「わたしのクリトリスは、世界でいちばん感度が鈍いのかもしれない」）もあれば、社会によってすり込まれ、「義務」のように感じている場合（「膣オーガズムに達しないなんて、わたしは異常だ」「セックスするのは三回目のデートまで我慢すべき」「毎回、感じないといけない」「フェラチオをしたほうがいい」）もあるだろう。何度も聞いたり読んだりするうちに、本気でそう思うようになってしまう。一口サイズのスナックみたいに、ろくに噛みもせずに呑み込んでしまうのだ。思い込みと義務感は互いに影響しあい、束縛を強めていく。「スプーン体位では感じない」と思い込んでしまったのは、妊婦のための体位だとさんざん吹き込まれていたうえに、知りあって間もないパートナーを相手に試したからかもしれない。たまたまその日、うまくいかなかっただけでそう思い込んでしまい、多くのチャンスを失うかもしれないのだ。固定観念が現実をつくる。だがそこから自由になれば、世界は可能性に満ちている。何が正しいのかなどと自問しなくてもいいのだ。

内的または外的な要因による思い込み、苦しい束縛を捨て、自分の個性を認めることが何よりも望ましい。人はそれぞれが異なっている。どんなにちがいがあっても、みなノーマルなのだ。

簡単にまとめよう。「好きになるべきこと」や「好きだと思い込んでいること」は忘れ、「本当に好きなこと」と「好きになれそうなこと」を大事にしよう。自分が本当に好きなのは何か。何がほしいのか。今すぐほしいもの、いつかほしいと思っているものは何か。何を目標に進んでいるのか。何に向かって自分を解放したいのか。セックスはトレーニングと似ている。自分が自分らしくあるための鍛錬《たんれん》なのだ。

思い込みや社会的なプレッシャーなど意味のないことだ。クリトリスは「外にある」「小さな」器官であり、膣に比べ重要性の低い部位だと思われてきた。そのせいでクリトリスとの関係、クリトリスへの興味や感性までゆがめられてしまっていた。だが、こうした固定観念を覆すことで、クリトリスに新たな快楽を見出すことができる。言い換えれば、体調を整え、自分に自信をもてば、素晴らしい経験ができるということだ。もっと心がときめく、これまでとはちがう体験、知らなかった快楽を見つけ、かつて味わった快楽を取り戻すことにつながるかもしれない。身体が目覚めれば、さわるたび、さわられるたびに快感を得ることができるはずだ。

第8章 快楽にイエスと言おう

クリトリスが愛撫に応じるには、気持ちも身体も条件が整うことが必要になる。つまり「準備」がいるのだ。無意識のうちにすでに行っている人もいるだろう。意識的に心身を整えることで、セックスをさらに楽しむこともできるはずだ。

過ぎたるは及ばざるがごとし

劣等感の原因の多くは、過剰と不足にある。太りすぎのおなか、大きすぎる尻、毛深すぎる身体。または、胸が小さい、歯並びが悪い、色気が足りない、自信がないなど、ときにセックスは試練となる。だから明かりを消し、闇を求めてしまうのだ。それは身を隠すためであり、場合によっては、セックスの間、余計なことを考えたくないからでもあるだろう。劣等感は人を不安にし、セックスの妨げにもなる。「たるんだお尻でよつんばいの体位は無理」などと思ってしまうのだ。電気を消すとか、服は全部脱がないとか、ちょっとした対策を講じるのは自分を否定することではないし、少しでもセックスを楽しむ助けになるなら、それもいい。そうした対策は自分を守る術《すべ》なのだ。自分がくつろげる環境をつくり、パートナーと良好な関係をもつことができれば、自分を少しずつ解放していくことにつながる。とはいっても、コンプレックスを克服するのは簡単ではない。明かりを消してセックスを楽しんでいても、「セルライトが浮き上がって見えているかも」と思ってしまうこともあるだろう。

ベッドの外、日常生活において、自分の身体と和解することはそう難しくない。運動をしたあと、即効性はないと知りつつも、なんだか筋肉がついたような気がして上機嫌になったり入浴の直後や新しいジーンズをおろしたときの気持ちよさは誰にでも経験があることだろう。べつに問題が解決したわけではない。ただ一時、コンプレックスを忘れることができただけだ。新品のジーンズをはいたところで、その幸福感がずっと続くわけではない。それでもしばらくの間は、欠点探しをしたり落ち込んだりすることから解放される。誇りを取り戻し、こうあるべきというモデルを笑い飛ばせるようになるための第一歩だ。

この「こうあるべき」というモデルの存在も、コンプレックスの原因のひとつなのである。街には、理想のボディがこれみよがしに掲示されており、同じような身体になりたいと思ってしまう女性は多い。もちろん、フォトショップで加工する手もあるが、それでは何の解決にもならない。わたしたちは今の自分を受け入れるしかないのだ。欠点のない人間はいないし、欠点すらもときに魅力となる。セックスの快楽を共有するということは、自分の人となりや個性をさらけだすことであり、雑誌のカバーガールでも、ほかの誰かでもない唯一無二の自分を認めあうことだからだ。愛するとはそういうことだろう。欠点も含めてすべてがいとしいのだ。その人を丸ごと好きになる。たとえ、おへそに無駄毛が生えていようとも、相手が微笑み、気にしていないようなら何も考えず、その腕に飛び込めばいいのだ。ブラインドを下ろし、ストッキングをはいたままでも、ただそこにふたりがいるだけで幸せになれる。

恋愛感情とセックス

想像してみよう。あなたのパートナーの息が臭いとき。せっかく素敵な人にめぐりあったのに、彼がおじさんくさいダジャレを言ったとき。ノリの悪い曲をかけてセックスしようと言われて当惑したとき。

パートナー、つまり他人の存在は、女性がセックスに身をゆだねられるかどうかを左右する。男性にすべての責任を押しつけるつもりはない。相手の男性だって人間なのだから、完璧を求めるのは無理な話だ。ただし、セックスを楽しむには、双方が楽しむことが必要になる。

愛情があれば絆は強くなり、コミュニケーションもとりやすくなるが、恋愛感情はセックスの快楽の必要条件ではない。それでも信頼し、気を許せる相手のほうがいいのは、自分をさらけだし、あれこれ考えず（「おなかのたるみを見られたかしら」「手錠プレイに誘われたら、どうしよう」「前の彼とずいぶんちがうわ」）に、セックスの快楽に身をゆだねることができるからだ。セックスはドライブと似ている。安心して車窓の風景を楽しみたいなら、信頼できる安全なドライバーが必要なのだ。女性はそれぞれ異なり、求めているものも、これだけは嫌というポイントもちがう。共通しているのは、安心してセックスを楽しむためには環境が必要だという一点のみなのだ。

楽しい時間の見つけ方

時間も大事な要素だ。忙しいなかでセックスのための時間をどうやってつくるか。出勤前に台所で映画みたいなスピード・セックスに興じるのは、じつにエキサイティングだ。不意を突かれた驚きとスピード感、膝《ひざ》に絡みつくジーンズが濃密な時間をつくる。だが、もっと甘美な愛撫を楽しみたいなら、時間を選ばなくてはならない。時計を気にしたり、遅刻を心配したり、火にかけたままの鍋を心配していては無理なのだ。セックスに集中するには、ある程度の時間が必要になる。長年一緒に暮らしているカップルでも、デートのときのように時間を決めておくのも手だ。出会った頃のように手帳を開いて、スケジュールを調整する。「では、火曜日の夜にしましょう」と、あらかじめ決めておくのは悪いことではない。その日を楽しみに気持ちを高めることができるし、余裕をもって準備ができる。約束をし、計画をたてることは気持ちがときめくし、気分がいい。旅行と同じだ。目的地に着くまでの時間が楽しい。お楽しみが待っている。それだけで機嫌よく日々を過ごせるものだ。

時間をつくるコツのひとつは、セックスには二時間必要という固定観念を捨てることだろう。まるで朝早くから水泳教室に行くかのようにセックスを考える人がいる。車に乗る。水着に着替える。シャワーを浴びる。泳ぐ。プールから出る。再びシャワーを浴び、髪をブラッシングしてドライヤーをかける……。段取りどおりにこなそうとするといくら時間があっても足りない。結局のところ、五分で終わるスピード・セックスとポルノ映画に出てくるような五時間のセックスは、いずれも現実的ではない。セックスのためにスケジュールを調整し、一週間の予定、十年計画まで練り上げる必要はないのだ。

セックスのための時間は、自分の声を聞く時間でもある。腕をわずかに撫でられただけでもぞくっとすることがある。セックスしたいと心の声が言っても、状況が許さない（たとえば、スーパーのレジに並んでいるとき）なら、あなたはその声を聞かなかったふりをしてすませるだろう。でも、それが絶好のタイミングだったら、映画の予約をキャンセルしても、仕事をずる休みしてでも、その声に従うこともまた可能なのだ。予定を多少変更しても、地球が回転を止めるわけではない。

完璧を求めない

「手放す」ことは解決の糸口である。もう聞きあきているかもしれない。そして、そのたびに「そんなの意味がない」「〝一歩下がって物事を見てみよう〟といった実現不可能で安直な自己啓発書のコンセプトと同じ」だと切り捨ててきたのではないだろうか。だが、年齢を重ねると、簡単なようで難しい「手放す」ことの意味がわかってくるものだ。

この本をつくるための一週間にわたる共同作業もそうだった。今から思うと、わたしたちは初日にがんばりすぎた。朝、今日こそはあれもこれもやろうと思う。第４章を書き終え、コーヒーを飲んで、分析すべき資料に目を通し、（自分達へのご褒美に）ワインも買っておこう。夕方になるとわたしたちは疲れ果て、集中力を失い、今にも爆発しそうな状態になっていた。休憩が必要だということ、確実に先に進むには一気に飛ばしてはいけないことがよくわかった。翌日からはペースを考えて仕事することを心がけ、実際に効率もあがった。時間の使い方はとても重要なのだ。

「手放す」とは要するに、すべてをコントロールしようとするのをやめることである。よくある日常生活の例で考えてみよう。何かしようとする。先回りしようとし、あらかじめ計算し、想像し、シミュレーションしてみる。そんなとき、あなたは目の前にある「今この瞬間」をないがしろにしている。「すべきこと」ばかりを考え、散らかり放題の思春期の子供部屋のように注意力散漫になっている。ここで言う「すべきこと」とは、電話だったり、買い物だったり、料理だったり、書類の作成だったりする。こんなとき、すべてを一度に解決しようとするのは、まず無理である。優先順位を決め、ひとつずつ解決していくことがもっとも無駄のないやり方であり、「今この瞬間」を大切にする方法だ。まず窓をふき、コーヒーをいれ、靴下をはく。ひとつずつことを進め、合間に一呼吸つく。やることを箇条書きにしてリストをつくり（頭のなかだけで考えるよりも、書きだすことで客観的になれる）、あとは今を大事にしながら、上から順に淡々とこなしていく。

ときには自分を甘やかそう。走り回り、頭を常に悩みごとでいっぱいにしているなんて、もったいない。完璧な人間などいない。誰もあなたに完璧であることを求めてはいないのだ。それなのに、何もかも「やらなければ」と思い、スーパーウーマンにならなくてはいけないと思い込む女性は多い。妊娠・出産のスケジュールをコントロールし、家族の生活を考え、セックスや仕事、家や親やペット、避妊具のことにまで気を配る。航空券の予約、歯石除去、ダンス講座の申し込み、禁煙、ダイエット……。もう、うんざり。

日常を過分に管理しようとせず、休息する術を身につければ、いったんベッドインしたらほかのことは考えず、濃密な「今この瞬間」を楽しむことができる。まずは日常生活のなかで「手放す」練習をしていこう。頭をからっぽにする時間を少しでも長く、できる限り頻繁にとれるようになっておくのだ。やがてそれは習慣になり、自然にそういう状態が日常となる。パートナーと向きあうときも、自由な気分で自分を解放できるようになるだろう。日常生活でもセックスでも、その瞬間を生きることが大切なのだ。

考えすぎてしまうとき

何もかも思いどおりにしようという意気込みを捨て、気持ちの余裕を取り戻し、今と向きあうことが大事だとわかっていても一連の思考にとりつかれ、夜九時になっても、真夜中にパートナーの腕のなかにいても、どうしても気になってしまうことはある。それが必ずしもネガティブな思考とはかぎらない。将来の子供部屋の計画や、仕事上のやりがいのあるプロジェクトを考えて夢中になることもある。あれこれ考えてしまうのはよくあることだし、悪いことではない。

首筋へのキスやお尻を撫でる手にこたえ、セックスに気持ちを切り替えるには、心理学者ジョゼフ・コーテラの提唱するマイナス思考コントロール法が有効だ[1]。これは、ネガティブな考えが浮かんだらそのたびに「ストップ」と書かれたボードを見ることで、今、現在に気持ちを集中させるメソッドである。

単に気を散らすことで思考を停止させようというわけではない。人は「もう考えるのはやめよう」と自分に言い聞かせるほど、同じことばかり考えてしまう。非生産的な行為である。「シロクマのことは考えるな」と言われれば、シロクマのことを考えてしまう。一九八七年、ヴァージニア大学の心理学教授（当時）ダニエル・ウェグナーが行った実験がそれを証明している[2]。ウェグナーは、侵入想起（無意識のうちに何度も同じことを考えてしまう心理現象）が脅迫観念へと移行する過程を研究していた。実験の内容を説明しよう。片方の被験者のグループには五分間、思いついたことをすべて口に出させる。もう片方のグループには、シロクマのことだけは考えないようにと念を押したうえで、同じように思いついたことを口に出させる。結果は想像がつくだろう。シロクマを禁じられたグループはシロクマのことしか考えられなくなってしまった。考えてはいけないと思うほど、忘れられなくなるのだ。彼は、これを「皮肉過程理論」と名付け、「意志的な」抑圧により、「リバウンド」が起きたのだと説明している。ウェグナーは、シロクマの呪縛《じゅばく》から逃れる解決策も示している。次の実験で彼は、被験者にシロクマのことを考えそうになったら、赤い車を見るように告げた。すると、被験者はシロクマのことを考えなくなった分、今度は赤い車が頭から離れなくなってしまったのである。

つまり、何かを忘れるためには、別の考え、できればポジティブな考えに集中するしかない（赤い車がポジティブかどうかはわからないけれど）。セックスに没頭すれば、つまり愛撫や快感に気持ちを向ければ、日常のわずらわしさを忘れることは可能なのだ。シロクマを忘れ、クリトリスを撫でる手、大好きな人の顔、肌を重ねる快感に身をまかせよう。

第9章

身体のスイッチを入れよう

すべてを忘れ、やりかけのことを中断してみても、その気になれないときはある。シロクマを忘れることと、赤い車に集中することが同じではないように、雑念を捨てれば、即座に肉体の感覚に気持ちを向けられるわけではないのである。要するに、セックスを楽しむには、頭と心がひとつになることが大事なのだ。クリトリスはおしゃべりだが、こちらの言うことはなかなか聞いてくれない。どうやってこちらの望みを聞いてもらうか。子供のように甘いもので釣るのもひとつの手だが、もっと簡単な方法がある。まずは、クリトリスのことを知り、その声に耳を傾けよう。

視覚と嗅覚

身体の声を聞くのはそう難しいことではないし、五感の助けを借りればさらに効果は高まる。人によって、敏感な部分はちがう。雨音を聞くのと雨に濡れるのは、どちらが好きだろうか。コーヒーは、味と香りのどちらで選んでいるか。気分や習慣、これまでの体験によって感じ方は異なる。

ベッドのなかでも五感は働いている。もちろん感度は人それぞれだ。自分を知ることで、性欲のスイッチがどこにあるのかもわかってくる。視覚的なものに影響されやすい人は、裸体や性行為を見ることに性的な興奮を覚える。音に敏感な人なら、乱れた息遣いや卑猥な言葉、お尻のぶつかりあう音に反応する。匂いに敏感な人は、汗や日焼け止めクリームの匂いに官能を感じるだろう。自分の敏感な分野がわかったら、さらに突き詰めていこう。セックスのとき、何を見ているだろうか（彼の性器？　それともシルエット？）。何が聴こえているだろう（彼の息遣い？　つけっぱなしのテレビの音？）。どんな匂いに反応するだろう（汗の匂い？　彼のコロン？）。

官能的なマッサージ

マッサージは前戯に最適と言われている。その一方、前戯にしか使えないと思われがちだ。身体を撫でてコンディションを整え、それからセックスに移行する。むしろ、セックスしたいので、マッサージから入るのかもしれない。だがマッサージというのは必ずしもセックスを前提とせず、カップルの間で共有される行為である。マッサージがおすすめなのは、性的な刺激への感度を高める効果があると言われているからだ。ふれることでパートナーの反応がわかる。自分自身にふれることで、自分の反応を試すこともできる。

　髪やうなじ、背中、膝をマッサージしたあとで、徐々に局部にふれていくのもいいし、すべては自分の思うままである。マスターズとジョンソンが提唱する「感覚集中療法《センセート・フォーカス》」によると、ふれることや撫でることは、セックスを前提するか否かを問わず、身体の感性を磨く手段のひとつとして有効である(1)。つまり、感度や感性を磨き、快感を高めればいいのであって、官能やセックスは必ずしも意識しなくていいのである。「感覚集中療法」では、感度を研《と》ぎ澄ませた状態を挿入によって終わらせてしまうのは、むしろ良くないこととされている。もし挿入だけが「目的」だったら愛撫を十分に味わうことなく、目的に向かって突き進んでいくだろう。その結果、せっかくのくつろいだ瞬間を早々に失い、マッサージの効果もあっという間に消え失せてしまうのだ。マッサージによるくつろいだ気分を持続させ、ゆっくりと味わい、そのまま眠ってしまいそうなほどリラックスするのが醍醐味《だいごみ》だというのにもったいないというのだ。肉体の接触は〝幸せホルモン〟とも呼ばれるオキシトシンを発生させるので、自分の身体にふれていると（マスターベーションだけではなく、疲れたときやどんなときでも）、いつまでもそうしていたくなるはずだ。オキシトシンは安心感や幸福感を生み、性欲を持続させることにもつながる。マッサージの習慣は、オーガズムに到達する確率を向上させるという研究もある(2)。

べつに、プロのマッサージ師になろうとする必要はない。クリニックではなく自宅にいるのだから、自分好みの環境をつくろう（間接照明のやわらかな光、ゆったりとしたバック・ミュージックなど）。面倒なことは考えず、優劣を競わず、ただ気持ちがいいことだけを求めるのだ。

性感を呼びおこそうとして、いきなり性器周辺に手を伸ばしても、たいていの場合、身体は反応しない。もっとゆっくりやったほうがいい。少しずつ進んでいくことこそが、ふれあう快感を最大限に引き出すコツなのだ。最初から力を入れて身体をさすれば、皮膚はひきつり、痛みを引き起こしてしまう。そんな経験から、マッサージは気持ちいいものではない、気持ちが高まらないという偏見をもってしまうのは残念である。もちろん、そうした「準備」なしにセックスを楽しめるときもある。その場合は、性欲が高まり、前戯はすでに頭のなかですませてあるから、下半身にふれても「感じる」のである。そんなときは、ゆっくりと段階を追う必要などない。むしろ、身体は早急なコンタクトを求めている。

目を閉じる

セックスの間、あなたとパートナーは感覚を共有しあう。感じる場所はそれぞれにちがう場合もあるし、両者ともに下腹部、恥骨、性器のあたり（もしくは乳房）に気持ちを集中させるときもある。快感の表現はみな同じではない。蝶《ちょう》になったようだと言う人もいれば、火の玉のようだ、あるいはひりひりするような感覚だと言う人もいる。興奮が高まるにつれて、内なる感性が濃厚になっていく。気持ちの高まりを感じるのは心地よい。それは快楽をポジティブなものとして受け入れる準備ができているからだ。快感を自覚すれば、さらに興奮は高まる。興奮と快感が好循環を生むのだ。

ヨガや呼吸法、リラクゼーションの教室で、感覚を磨く方法もある。こうしたメソッドを通じて、肉体の感覚を研ぎ澄ませることができる。身体の声に耳を傾ければ、身体が何を、いつ、どうして、どこで求めているのかがわかってくるはずだ。

あなたも今話題のマインドフルネスについては聞いたことがあるだろう。五感のとらえる情報をより意識的に取り入れようというコンセプトである。日常生活において、人は多くのことを「無意識」のうちにこなしており、「意識」を研ぎ澄ませる機会は少ない。シャワーを浴びるのは身体を清潔にするためであり、ボディシャンプーの匂い、湯の温度、おなかの上を湯が伝うときの感触を言葉にして説明できる人はあまりいないのではないだろうか。マインドフルネスは、「そのときどきの経験に対し、意図的に注意を向け、評価を下すことなく受け止めることによって生じる意識の状態」を指す(3)。

シャワーを浴びてベッドに入る。そのとき身体は何を感じるだろうか。どんな感情をもつだろうか。思考をコントロールすることが目的ではない。いつもと同じ道から少しはずれることで自分の感じたことを思い出したり、思い浮かべたりすることが大事なのだ。車を運転するときはさまざまな行為を機械的にこなし、目的地に到着する。よほどのこと(路上にゾウがいたとか)がないかぎり、途中の沿道に何を見たのかを語ることもないだろう。ジョン・カバットジン、クリストフ・アンドレ、クロード・マスケンらはこうした例を引きあいに出し、機械的な行動習慣から逸脱し、今このときの自分の行為や行動に意識を向けることが「マインドフルネス」だと説明している(4)。

たとえ、わたしたちのセックスがマンネリ化していようとも（実際そういうことはある）、マインドフルネスを活用すれば、一瞬ごとに新しい発見があるかもしれない。実際、複数の専門家が、マインドフルネスにより性的な満足も向上するという結果を示している(5)。

官能小説の効用

身体をリラックスさせ、性愛を思い出させるために、エロティックな想像の助けを借りることは有効だろう。妄想をかき立てる。快感を得た経験を思い出す（夢のなかでのセックスや昔のパートナーとのセックスの思い出など）。自分の好きなやり方を試してみるなど、要するにメンタルに訴えるのだ。イマジネーションによって身体をその気にさせる。想像力の扉を開き、気持ちを昂《たかぶ》らせていけばいい。

どんな妄想であれ、性的妄想が官能を高めることは複数の研究により証明されている(6)。さらに、Ｊ・Ｃ・ジョーンズとＤ・Ｈ・バローによると、性的妄想は、読んだことや見たこと、もしくはその両方によって喚起され、内面から湧いてくるものらしい(7)。

特に文学における官能的な描写を読むことは効果的だ。書店に行けば、たくさんの本が待っている。自分では思いつかないような妄想に出会い、疑似体験をするのに、読書は最良の方法だ。読書がポルノ映画と異なるのは、自分でエロティックなシーンを想像し、自分好みの演出で再現できる点である。

さらに、読書にはリラックス効果もある。一日三十分の読書習慣は寿命を延ばすとさえ言われている。

エロティックな本を読み、官能的な描写に浸るのには、ふたつの効用がある。性欲を刺激する効果（心理的な前戯としての効果）と心を落ち着かせる効果だ。どちらの効果も、セックスの親密な時間に近いものである。ひとたびセックスが始まったら、もう本の場面を「再現」しようとは思わない。あなた自身が演出家であり、主演俳優となるのだ。

気持ちも身体も快楽を受け入れる態勢になり、クリトリスと向きあう準備ができただろうか。それでは、さらにクリトリスのひそやかな魅力に迫っていこう。旅は続く。もっと遠くへ、もっと良いところへと。

第4部

驚くべきクリトリスの秘密

この本の執筆のため、わたしたちは一週間の共同作業を行い、そのなかの一日はワークショップを開き、十人の女性から、自身の性体験やクリトリスについて話を聞いた。クリトリスが愛撫にどんなふうにこたえるのか、そのとき自分はどんなふうに感じているのか、率直に知りたいと思ったのだ。彼女たちの証言や対話を通して聞こえてきた本音は、クリトリスの性的反応や快感の確実性について非常に貴重な情報を提供してくれた。今後クリトリスの研究が進み、理解が深まっていくにしても、まずは誰よりもまず、クリトリス（とその持ち主）自身から成り立ちや日常、感情について聞いてみるべきではないだろうか。

というわけで、ある日、十のクリトリスが集まった。わたしたち著者も加えれば十二だ。それぞれに異なる姿をもつ（はずの）クリトリスが丸テーブルを囲む。年齢もさまざま、きっと性体験の数も好みも性格もちがうだろう。研究やデータの収集が目的ではないのだから、このワークショップでは自由に発言してもらうことはもちろん、参加者同士が互いの声に耳を傾け、対話できるように心がけた。参加者が自分について語るなかで、クリトリスについて関心をもってくれればそれでいい。ルールは簡単。わたしたちが質問し、ひとりひとりが紙に回答を記入する。その後、回答用紙を集めてシャッフルし、互いの答えを回し読みする。ある回答が議論を呼び、さまざまなコメントが飛び交ううちに、「それを書いたのはわたしです」と本人が名乗り出ることもあった。気おくれすることなく発言できるようにこうした方法を選んだが、二時間もすると、もはや匿名性を守る必要もなくなり、みなが自由に「打ち明け話」をはじめていた。

「そんなふうに思っていたの？」「わたしは、どうしても自分ひとりでなきゃだめ」「そんな感じ方したことないわ。どうやったら、そうなるの？」といった声を聞くのはじつに興味深いことだった。女性たちは互いの経験に耳を傾けあった。あくまでも参考意見として聞き、否定的なことは言わない。参加者たちは驚き、自問するうちに、好奇心をかき立てられ、全員が微笑みながら帰っていった。きっと彼女たちは、クリトリスについてもっと深く知りたいと思ったはずだ。実際、話は尽きなかった。時間、頻度、やり方、誘い方によってクリトリスは異なった表情を見せ、異なった反応を示す。人は一生、学びつづけるとよく言われる。その日、十人のクリトリスと出会い、性器の図解を見ながらコーヒーを飲んで語りあううちに、性においても人は一生学びつづけるのだと実感した。性は可能性に満ちた原野であり、永遠に続く散歩であり、たくさんの驚きを隠した遊園地なのだ。そう考えるだけで楽しい。この日、多くの証言を聞きながら、女性の快楽をミステリアスなものとしてではなく、「よくわからないけれど、気持ちのいいこと」として認識することができた。まさにそのとおりだろう。

第10章 クリトリスの反応

もし本人さえ「その気」になっていれば、クリトリスは愛撫に反応する。その反応は心理的な効果だけではなく、独特の快感を引き起こす。女性たちはそれぞれ異なる表現や比《ひ》喩《ゆ》で、この快感を語ってくれた。実際、エクスタシーを語る言葉はみなちがう。ワークショップの際、まずは快感をどう表現するかが話題となった。もちろん、クリトリスのもたらす快感についてだ。クリトリス以外にも快楽のための器官、臓器があったらいいのに、とさえ思う。

まず、参加者にクリトリスをさわったときの快感を付箋《ふせん》に記入してもらった。こんな回答があった（著者ふたりの回答も含まれている）。「身体がかっとなる感覚」「もっともっとさわりたくなる」「幸せ」「別世界に行くような感じ」「気持ちいい」「火の玉」「すべてを忘れる。うっとりして言葉にならない」「性器が笑っているような感じ」「全身がぞくぞくして、どうしようもなくなる」「あらゆる幸福感がクリトリスに集中する感じ」「高まり」「燃えるような熱さと戦慄《せんりつ》」「身体が波打ち、高いところに引き上げられるような感覚」

当然と言えば当然だが、なかでもいちばん盛り上がったのは、「マスターベーションの場合も、セックスと同じ快感を得られるか」という質問だった。ほとんどの女性が「ノー」と答えた。マスターベーションの快感は、どちらかというと直接的で、特に努力のいらないものであるという。相手のいるセックスの場合、快楽の共有がときに詩的なまでに陶然とした快感をもたらすことがある。性交は、文字どおり「交流」であり、ある種、高尚な喜びだという発言もあった。一方、マスターベーションこそが、至極の快楽だという意見もあった。マスターベーションだろうとセックスだろうと、性的快感に大きなちがいはないという女性もいた。彼女たちによると、マスターベーションかセックスかではなく、どれだけ性感に身をゆだねることができるかが快感に影響するのだそうだ。緊張を解き、忘我の境地にいたれば、それだけ深い快感に浸ることができるという。

郵便はがき

料金受取人払郵便

新宿局承認

5596

差出有効期間
平成31年10月
31日まで

160-8792

184

東京都新宿区愛住町 22
第3山田ビル 4F

(株)太田出版
読者はがき係 行

お買い上げになった本のタイトル：

お名前		性別	男・女	年齢	歳
ご住所	〒				
お電話		ご職業	1. 会社員	2. マスコミ関係者	
			3. 学生	4. 自営業	
e-mail			5. アルバイト	6. 公務員	
			7. 無職	8. その他（　　　）	

記入していただいた個人情報は、アンケート収集ほか、太田出版からお客様宛ての情報発信に使わせていただきます。

太田出版からの情報を希望されない方は以下にチェックを入れてください。

□ 太田出版からの情報を希望しない。

本書をお買い求めの書店

本書をお買い求めになったきっかけ

本書をお読みになってのご意見・ご感想をご記入ください。

＊ご投稿いただいた感想は、宣伝・広告の目的で使用させていただくことがございます。あらかじめご了承ください。
＊太田出版公式HP（http://www.ohtabooks.com/）でもご意見を募集しております。

クリトリスの性的反応

興奮状態に陥ると、クリトリスは全体が充血し、大きく膨張する。興奮が高まるにつれて陰核はその存在を露《あら》わにし、硬くなる。オーガズムに達すると、ふだん包皮に隠れている先端部分が顔を出す。クリトリスは、直接的もしくは間接的に外から刺激を受けた場合や、心理的に性的な興奮を覚えた場合（考えただけで、興奮することもある）に勃起する。また睡眠中、無意識のうちに勃起することもある。レム睡眠時には膣から体液が分泌され、クリトリスが勃起することもある。これは、必ずしもエロティックな夢と関連しているわけではなく、身体の自然な反応なのだ。身体は夜に性器の「メンテナンス」を行っている。整備士のように身体の機能を点検しているのだ。睡眠時の勃起はこうした身体の機能によるものであり、男性にも女性にも共通して見られる現象である。

さすがに、睡眠時に自分のクリトリスを観察することは不可能だが、ワークショップの際、参加者に勃起時のクリトリスについても聞いてみた。その答えもさまざまだった。ある女性は興奮の高まりとともにクリトリスが大きくなるのが見えると語り、別の女性はクリトリスが足の間、陰唇の間から「飛び出て」くるように感じると言っていた。さらに、走ったときやはずかしいときに顔が赤らむように、クリトリスが「紅潮する」という表現もあった。勃起時のクリトリスを見たことがないという女性も三人いたし、無回答の参加者もひとりだけいた。クリトリスがもたらす快感は経験していても、それはクリトリスがこっそりやっていることで、その姿を見たことはないからだろう。

クリトリスの回復

男性は一度射精すると、再び勃起するまでにしばらく時間が必要になる。これを「不応期」という。生物学的に必要な「休憩時間」であり、回復までの時間には個人差があるが、年齢や体力、体調、意欲（もちろん、本人とパートナー双方の）によっても左右される。では、クリトリスはどうだろう。勃起についてはペニスとの共通点も多いが、クリトリスも「不応期」があるのだろうか。この点については、ワークショップの際にも、さまざまな回答があった。オーガズムのあとはクリトリスがとても敏感な状態にあり、しばらくはふれられたくない、休憩が必要だと感じるという声もあった。オーガズムの直後でも、挿入やほかの部位の愛撫なら心地よく感じるのに、クリトリスにだけはふれられたくないというのだ。一方で、「休憩など必要ない」「毎回ではないが、一度のセックスで何度もオーガズムに達したことがある」という女性もいた。つまり、ケース・バイ・ケースなのだ。誰かが連続してオーガズムに達したからといって、同じことをしようとする必要はない。一度オーガズムに達したら、もうそれでいいと思うなら、それもまた特異なことではないのだ。こうしたちがいは個性であって能力差ではない。必要な休憩時間についても、十秒で次のセックスに挑める人もいれば、三時間は休みたい、あるいは一週間に一度で満足という人もいる。今のところ、科学的な研究によるデータもない。

陰核の大きさと気持ちよさは比例するのか

ペニスの大きさはさんざん話題になり、太く大きいほうがいいと書かれることも多い。だが、陰核の大きさと気持ちよさは比例するのだろうか。位置も関係しているのだろうか。研究者が三十人の女性（うち十人は、オーガズムに達したことがないという女性、残り二十人はオーガズム経験者）を対象に調査したデータがある(1)。MRIによる検査と性器の大きさの測定、さらにこれまでの性体験についてアンケート調査を行ったのだ。結論によると、陰核が大きく、膣口とクリトリスの間隔が狭い女性ほど、快感が得られやすいとのことだ（研究者のマリー・ボナパルトが抱いていた強迫観念はこうして裏付けられた）。挿入時のピストン運動が、クリトリスに伝わりやすいのがその理由だろう。だが、研究者自身もこの結論が絶対であるとはしていない。実際のところ、クリトリスの大小はあくまでも相対的なものであり、快感の有無についても本人の印象を述べているにすぎないからだ。今後さらに研究が進むことを祈るしかない。

持続勃起はあるのか

クリトリスは勃起する。だが、持続勃起はクリトリスにもあるのだろうか。男性の場合、四時間以上、勃起状態が続くと「持続勃起症」と診断される。クリトリスも硬くなったまま、何時間もその状態を保つことがあるのだろうか。どうやら、あるらしい。アメリカでは、五日間にわたってクリトリスが膨張し、痛みを訴えて病院にやってきた症例がある(2)。歩くのも、座るのも困難なほどだったという。クリトリスは大きく硬くなっており、痛みもあった。研究者たちは、これを「女性勃起持続症」と認定した。抗うつ剤や向精神薬の副作用が原因と思われる。男性においても持続勃起は非常にまれなケースであるが、女性においてはそれに輪をかけてさらにまれなケースだと言わざるをえない。まず起こることはないので、心配ご無用である。

第11章 クリトリスの仲間、膣について

クリトリスが快楽の源であるのは確かであるが、クリトリスのことばかり考えているわけにもいかない。女性の性的快感は「共鳴」によってもたらされるものであり、身体全体で感じるものだからだ。すでに述べたとおり、クリトリスが快感に身をまかせるのは、脳がゴーサインを出し、身体のほかの器官もともに快楽に向かっているときだけなのである。膣もまた「共鳴」する器官のひとつであり、その位置関係からもクリトリスと結びつきが強い。

クリトリスは快感のための器官だが、膣にはそれ以外の機能もある。ペニスを受け入れ、射精時に放出される精子を受け入れる。産道にもなるし、経血の排出口にもなる。だがセックスのとき、膣はどんな状態にあり、どんな役割を果たしているのだろう。

クリトリスと比べ、膣には神経細胞が少ない。つまり、少々鈍感にできている(1)。だが、

性的な快感には膣も寄与している。クリトリスだけが快楽の源であり、膣はどうでもいいというわけではないのである。純粋に膣だけで感じるオーガズムは存在しないにしても（前述したとおり、研究上そういう結論になっている）、挿入が退屈なものであると考えるのはまちがいである。挿入によってクリトリスが膣内部から刺激をうけることで快感が得られるだけではなく、セックスは交流であり、愛の行為だからだ。女性だって、挿入が嫌いなわけではない。その行為自体が喜びであり、一体感を得ることもできるからだ。長らく男性主義がセックスを支配してきたものの、セックスが愛の行為であることを人々が学び、クリトリスがないがしろにされる傾向も弱まりつつある。実際のところ、クリトリスとヴァギナは対立概念ではなく、ともに楽しむ仲間なのだ。

GスポットではなくCゾーン

産婦人科医のオディール・ビュイッソンと外科医ピエール・フォルデスは、エコー画像を用いてクリトリスの内部と膣が接している部分「Cゾーン」の存在を明らかにした。俗に「Gスポット」と呼ばれていたのはこの部分なのである(2)。ツボのような一点《スポット》があるわけでもなく、押せばそれだけで天に昇るような気持ちになれるわけでもない。膣の内壁の一帯《ゾーン》であることは確かだが、必ずしも常に同じ場所ではないという意見もある。つまり、正確な住所はわからないが、およそどの地区にあるかは把握できているという程度なのである（少なくとも、耳のうしろではないことは確かだ）。

性交時、クリトリスは会陰《えいん》の収縮に伴い、その位置を変える。だが、そもそも会陰とはなんだろう。クリトリス同様、会陰にもまた誤解が多い。会陰とは、恥骨から肛門にかけてハンモック状に続く筋肉のことだ。この筋肉は、器官を支える役目をもち、わたしたちがトイレに行くのを我慢するときに使っているのは、この筋肉である。会陰は、性交時にも大きな意味をもつ。会陰は、膣を囲む位置にあるので、この筋肉が強く収縮することで膣が狭まり、より快感が得られやすくなる。性交時、会陰は収縮する（りきむことで意識的に収縮させることもできるし、無意識に力が入ることもある）。ビュイッソンによると、膣に挿入がある場合、もしくは指による圧迫があった場合、会陰が収縮することによって陰核は膣により接近する。つまり、性的快感を得るには、会陰の収縮が非常に重要な役割を果たしているのだ。これは、挿入やオーガズムによる無意識の反射的収縮の場合も、意識的に骨盤を動かし、会陰を締める場合も同じである。

ビュイッソンは、性的快感を得られない女性を助けるために、性器の研究を続けてきた。男性の勃起不全や不能に関してはバイアグラなどの薬剤が存在するが、女性の不感症はとかく精神論で片付けられてきた。リラックスしろ、深呼吸すればいい、といった助言で終わりがちである。確かに、緊張を解くことは大事だ。隣の部屋に義母が寝ていたり、心配事で頭がいっぱいだったりするときに快感を得ることは難しい。だが女性のオーガズムは、肉体的な反応であるという点においては男性のオーガズムと同じように考えることができるが、本能的な働きだけで快感を得るものではない点が男性とは大きく異なる。セックス時にクリトリスがどのような状態にあるかを知るのは、好奇心や快感のための探究や、フェミニズム上の議論だけではなく、性科学の研究を通じ、女性たちがより快適なセックス・ライフを送るために必要なことなのである。

会陰とオーガズムの関係を論じた研究論文はすでに多数存在する。会陰の状態が「良好」であることは、快適なセックス・ライフの基本であると、最近の医学的研究でも確認されている。だからといって、会陰の筋肉の衰えがすぐにセックス・ライフの不満や不安につながるわけではない。出産後、性交の再開に不安を覚える女性は少なくない。自分が、そしてパートナーが性的快感を得られるかどうか心配になるのだ。ここで言う不安は心理的なものにかぎらない。出産の影響で会陰の筋肉が活力を失い、クリトリスへの愛撫や挿入の刺激が伝わりづらくなっていることも、性的快感が得られにくくなる原因のひとつだろう。この場合は、リハビリによって、再び快感が得られるようになる。産婦人科やキネジテラピー（理学療法）でも、こうした「膣の引きしめ」に効果のある運動療法を指導している。

膣の大きさは重要か

Ｃゾーンは膣の内壁部分にあり、性交時にクリトリスがあたる一帯を指す。膣の大きさは快感に関係あるのだろうか。膣が「狭い」ほうが、性感は高まりやすいのだろうか。挿入時に「広くてゆるゆる」だと快感は得られないのだろうか。２０１５年の映画〈モン・ロワ　愛を巡るそれぞれの理由〉で、エマニュエル・ベルコが、恋人役のヴァンサン・カッセルに、「わたしのあそこ、大きすぎない？」と訊ねるシーンがある。彼は、こう答える。

「寛容すぎるとでも言うの？」(3)

　そもそも、膣の大きさを論じることに意味があるのだろうか。答えはイエスであり、ノーでもある。膣は子宮と外部をつなぐ「管」の役目をしている。入り口は陰唇で閉じられている。陰門周辺は狭く、奥に進むにつれて広くなっている。「リラックス時」の膣の長さは平均およそ六・三センチ。太さは陰門周辺で直径一・七センチ、奥では四センチほどとされている(4)。このように「平常時」の大きさはわかっているが、「活動時」の状態については計測しようがない。膣は空洞部分が多く、会陰の筋肉繊維と連動し、伸縮性の大きいものだからである。この伸縮性があるからこそ、タンポンを入れても

Cゾーン

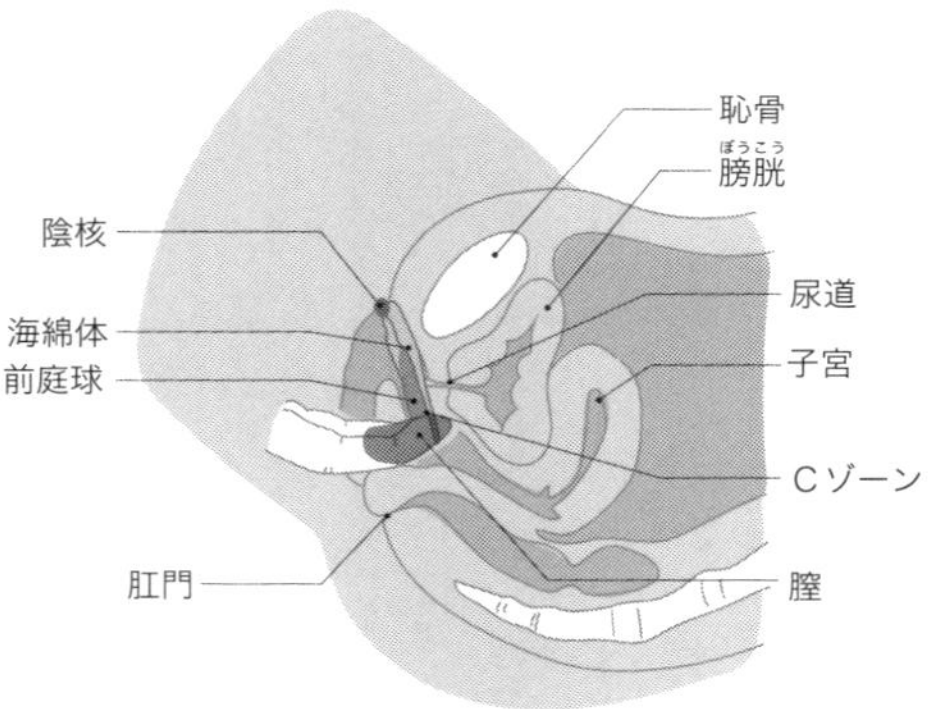

落ちてこないし、出産時には新生児が通り抜けることができるのだ。性交時に興奮状態になると入り口が広がり、膣はパートナーのペニス（指のときもあれば、アダルトグッズのときもあるだろうが）を迎え入れる。ただし、個人差はある。膣に伸縮性があることは同じでも、その筋肉のつき方、筋肉の硬さによって伸縮性は異なり、状況によっても変化する。要するに、膣の直径は会陰の筋肉次第で広くも狭くもなるのだ。髪を縛るゴムに、伸縮性の強いものとそうでないものがあるのと同じことだ。

それとはべつに「弾力」の個人差もある。健康な会陰は適度な緊張を保ち、張りのある状態にある。握った拳《こぶし》を想像してみよう。強く握りしめることができるほど、筋肉が強いということになる。会陰も同じである。会陰の筋肉が、パートナーのペニスを密着して包み込み、締めつけては緩める動作を繰り返すことで快感が高まる。つまり、膣が狭くなることで、ペニスをしっかりととらえることができるのだ。だが、それも「適度」の緊張でなければならない。膣には伸縮性が必要だが、会陰の筋肉が伸びすぎた状態（たとえば、出産時に強く引っ張られたせいで、伸びきったゴムのような状態にある場合）では、ペニスが挿入されても締めつけることができない。筋肉の緊張を維持できないのだ。もちろん、きちんとした「リハビリ運動」を行えば、筋肉は再建される。反対の例もある。会陰の筋肉が硬すぎる場合、緊張しすぎる場合は性交痛を起こしやすくなる。最悪の場合（特に心理的な要因が加わった場合）、膣痙攣《けいれん》を引き起こすこともある。

すでに述べたとおり、会陰が緊張すると膣が狭くなり、クリトリスがCゾーンに近づく。よって、会陰に弾力があるほど、クリトリスに膣の内側からの刺激が伝わりやすくなる。要するに会陰の筋肉に弾力があれば、クリトリスを膣の内壁に接触させたまま維持できる。このときクリトリスの内側にCゾーンが接するので快感が高まるのである。では、どうやって会陰をコ

膣の図解

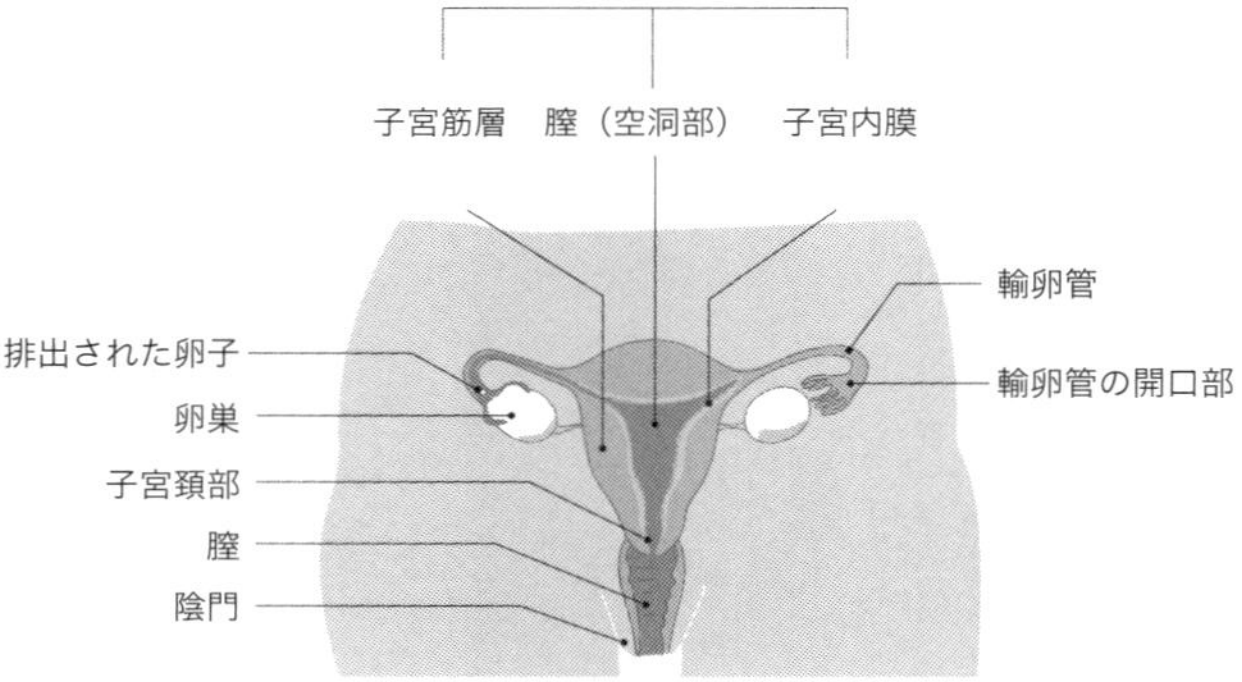

ントロールすればいいだろう。何も悩む必要はない。陰核同様、会陰もまたやさしく愛撫することで緊張する仕組みになっているのだ。

膣の快感

男性は、自分の性器の大きさを気にする（ときにコンプレックスを抱く者も少なくない）が、そのわりにパートナーの膣の大きさについて疑問を抱くことは少ない。調査によると、女性より男性のほうが自分の性器の大きさに不安を抱きがちである(5)。自分のペニスの大きさに満足している男性は半分程度（全体の五五パーセント）しかいないが、ほとんどの女性（八四パーセント）は自分の性器に満足している。別の調査では、さらに踏み込んだ質問をしてみたところ、女性たちは、一夜かぎりのアヴァンチュール（映画にあるような動物的なセックス）なら「大きなペニス」を好ましく思うが、恋愛、結婚など長い交際を前提としたセックスでは、性器の大きさよりもやさしさや繊細さを求める傾向にあるという(6)。研究者たちは、この結果を受けて、一生大きなペニスとつきあいつづけるのは膣にも負担がかかるからではないかと理由を推測している。

結論を言えば、大きなペニスも狭い膣もたいした問題ではない。ペニスが大きいか小さいかは、受け入れる膣の大きさ次第であり、膣の大小もまた挿入されるペニスの太さに対応できるものであればよく、要は組み合わせであり、相性の問題となる。カーマ・スートラにもこうある。「男性は、その性器の大きさによって〝雄兎〟〝雄牛〟〝雄馬〟に分類され、女性は〝雌鹿〟〝雌馬〟〝雌象〟に分かれる」。「雄兎」と「雌鹿」、「雄馬」と「雌象」サイズの組み合わせなら、相性がいいとされる。だが、実際はそんなことを気にする必要はない。繰り返しになるが、膣には伸縮性があり、調整がきくのである。ワークショップの際にも、この話を取り上げた。女性は自分の性器の大きさを気にすることがあまりないので、あえて質問してみたのだ。ほとんどの女性は自分の性器が「ふつう」の大きさであると回答した。出産経験のある複数の女性は、出産によって会陰が伸びきった状態になり、その後リハビリによって張りを取り戻したが、それでも自分の膣は広いほうだと思うと答えた。自分は「狭い」ほうだと回答した女性もひとりだけいた。彼女は、どんなに受け入れる準備ができていても、なかなか挿入にいたらず苦労しているという。彼女のパートナーがたまたま「雄馬」サイズの男性ばかりだった可能性もゼロではないが、彼女は自分の性器が狭いと思っている。とはいっても、彼女も含めて全員が「なんとかなっている」のである。「雌象」サイズの女性は、自分の会陰の状態に自覚的である分、セックスの際には陰部に意識的に力を込めることで快感を得ることができるという。「雌鹿」サイズの彼女も、前戯に時間をかけ、ローションを使用することでセックスを楽しんでいるという（ちなみに、膣の分泌液は必ずしも常に潤沢とはかぎらないので、特に膣が狭い人でなくてもローションの使用はあって当然である）。あとは、パートナーとの相性次第だ。

確かに、解剖学的な構造が「最良の相性ではない」場合はありえる。それでも、時間をかけ、良好な関係を築くことは可能だ。瞬時に問題を解決する秘策があるわけではないが、徐々にふたりで模索していけばいい。膣はなかなか賢く、適応力がある。そして、人間には互いを思いやり、譲歩しあう力が備わっているのだから。

さて、話を戻そう。膣の快感は会陰の「弾力」に影響されるが、それがすべてではない。ほかにもふたりの相性、分泌液の潤沢さ、体位（挿入の角度）が関係してくる。特に重要なのは、女性自身が膣をどう考えているかという問題だ。もし女性が、解剖学上、膣に感覚はなく何も感じるはずがないと思っていれば、その固定観念が壁となり、快感を得ることはさらに難しくなるだろう。

膣オーガズムにまだこだわるの？

純粋な意味での膣オーガズムは存在しない。すべての快感はクリトリスが、外部または内部から刺激を受けることによって発生し、ほかの部位が共鳴することでオーガズムに達する。だから、そのときどきで感じる場所は変わるのだ。森を散歩するときのことを想像してみよう。森のどこを歩くかによって感じる匂いや見える風景はちがう。それでも、森を歩く楽しさ、心地よさは同じなのである。

現在も膣オーガズムという言葉を使うことがあるとすれば、それは「膣が」感じるオーガズムではなく、「膣で」感じるオーガズムのことである。オーガズムが「発生」するのはクリトリスであっても、それが膣の「位置」で感じられるということだ。それでも、疑問は残る。陰核への刺激と完全に切り離し、膣側からの刺激で生じる快感だけを個別に語ることは可能だろうか。それを膣オーガズムと呼んでいいのだろうか。単に用語の問題なのだろうか。今なお、膣オーガズムを特別視する傾向があるのは、同じクリトリスへの刺激でも、外側からの刺激と膣側からの刺激とでは、快感にちがいがあるということなのかもしれない。だが、それをどうやって解明すればいいのだろう。感じ方は人によって異なるし、快感を数値化することも難しい。結論を言えば、オーガズムは女性の数だけ存在し、誰も、「自分のオーガズム」しか感じることができないのである。

これで、クリトリスの形状、快感の仕組みもわかり、快感を得るには膣との連動が必要なことも理解できただろう。では実際に、クリトリスの何をどうすればいいのだろうか。

第5部

クリトリスと親密につきあうために

クリトリスを刺激する方法に「王道」はない。これについても、ワークショップで話題にした。セックスは数学ではない。レシピのようなものでもない。誰もが自分の好きなように食材を選び、量を調整し、焼き加減もお好みに合わせて、料理をつくることができる。最初は、既存のレシピをいくつか試してみてもいい。今日はこのレシピ、明日はちがうバージョンと浮気するのも悪くない。セックスも同じだ。好みはそれぞれ。そのうち誰もが、自分の「お気に入り」を見つける。だから、ほかの人の話を聞くのは楽しい。秘密を打ち明けられたら、わくわくするのがあたり前。そうやって、ほかの女性の体験談に感心したり、触発されたりするのだ。

第12章

クリトリスの求める愛撫とは

クリトリスは外側からの刺激（陰核とその周辺への愛撫）にも、内側からの刺激（挿入による膣側からの刺激）にも反応する。また、間接的な刺激にも反応する。会陰の緊張は、クリトリスにも伝わるのだ。挿入時、クリトリスの内部は躍動する。だが、快感を得ることはなかなか難しい。膣側からの刺激による快感は、経験が少ない場合、マスターベーションでは得られにくいものだからである。膣側からクリトリスを刺激するには、マスターベーションであろうとセックスであろうと、多少の「トレーニング」が必要とされるのだ。

クリトリス全体が性感帯であり、そこには無限の可能性が秘められている。非常に敏感な部分ゆえに性的興奮の起爆剤となり、快感の源となりえるのだ。外側からの刺激のほうが好きな女性もいれば、内側からの刺激のほうが感じるという女性もいる。もちろん、両方とも好き、もしくは両方とも好きになろうとしている女性もいる。新たな快楽の追求は一生続くものなのだ（ずっと楽しめるということね）。

証言してくれた女性たちのなかには、指先でクリトリスにふれられるのが好きだという回答もあったし、複数の指を合わせて陰核周辺をマッサージするように撫でられると気持ちがいいという回答もあった。足を閉じたほうが感じるという声もあれば、足を開いたほうがいいという人もいた。陰部全体を愛撫してほしいと全員が答えたわけではないし、挿入がなくては感じないという意見も全員が同意したわけではない。それでも、内側と外側を同時に刺激されるのがもっとも感じるので、挿入中もクリトリスに刺激が伝わるようにすると答えた女性は少なからずいた。

快楽は指のなかに

今ここで、すぐに（手だけは洗ってね）、自分のクリトリスを「乾いた指で」ふれても快感はないはずだ。それはあなたがエロティックな気分ではないからであり、湿り気を欠いていたからでもある。膣分泌液があるからこそ、愛撫は心地よいものとなる。ローションの助けを借りてもいい。膣分泌液はボタンを押せば出るようなものではないからだ。快感が生まれるにつれて指の動きを速め、指先に力を入れていく。
今までとはちがうことを試してみるのもいい。たとえば、指先だけでクリトリスの敏感な部分にふれてみる（この場合も湿り気が必要だ）。ピンセットでひとつずつ解明していくように、少しずつ変化を楽しむのはどうだろう。急ぐことなく、乱暴にせずに、やさしくふれるかふれないかの状態を楽しむことで、クリトリスの感受性を目覚めさせていく。臆病なままでにそっと進んでいくのだ。

深呼吸をすると、肺から空気が出たり入ったりするのがよくわかる。身体の意識を目覚めさせるとはそういうことだ。さらに一歩踏み込むと、瞑想《めいそう》にいたる。瞑想とクリトリスは、意外とつながりがある。アメリカでは『スローセックス』の著者ニコール・デイドンが提唱した「オーガズム瞑想《メディテーション》（OM）」が大きな話題となったが、ヨーロッパにも広まっていくだろう。これまでの「瞑想」は、心をからっぽにするのが主眼であったが、オーガズム瞑想は身体を目覚めさせることを目的とする。基本は簡単で（とはいえ、こわがる人はいる）、パートナー（単身者にはその場で候補者があてがわれる）とともに瞑想するのだ。女性は床におかれたクッションの中央に横たわる。男性はゴム手袋をして、（あらかじめ湿らせた）指を局部に挿入する。そして、十五分にわたり、コーチの指示どおりに動く（「回転させて」「力を入れて」など）。並行して、女性は自分の希望（もっと強く、もっとやさしく、もっと下のほうなど）を伝えることでパートナーを導く。目的はクリトリスに神経を集中させ、感覚を研ぎ澄ませることにある。男性も、クリトリスの陰核（もしくは包皮）にふれる指先に神経を集中させることで、身体の意識を高めていく。現在アメリカで話題のOMは、パートナーとのコミュニケーションを助け、女性の快感におけるクリトリスの存在を知らしめるものであるという。

筆者もOMのDVDを取り寄せて試してみたが、正直なところ期待は裏切られた。味気ない映像が続くばかりで、まったくその気になれないのだ。クリエイティブではないし、驚きもない。たまたまそのDVDがいけなかっただけなのかもしれない。実際にこうしたセミナーに参加した体験も聞いた。その女性は自分のパートナーと参加したそうだ（見ず知らずの他人に陰部をさわられるのは、さすがにはずかしかったので）。彼女によると、最初はまず笑いが起こった。十組ほどのカップルがクリトリスについて語るのは多少の気まずさがあり、つい笑ってしまうのだ。それもまたこのセミナーの一部なのである。実際のセミナーは、ＤＶＤの解説よりもずっと充実したものだったようだ。コーチは、全体の雰囲気を見ながら、ゆっくりと穏やかな声、眠くなるような声でそっと参加者を導いていく。その声を聞くうちに自然と参加者もリラックスし、無我の境地にいたる。だが、誰もがうまくいくわけではない。ＯＭも瞑想《メディテーション》である以上、すべての人が、心をからっぽにするだけで身体を目覚めさせることができるわけではない。呼吸法などと同じように、効果がある人もあれば合わない人もある。特に、「こんなことをして何になるのか」といった否定的な先入観がある場合、緊張を解くことは難しくなり、良い結果は生まれない。わたしたちはオーガズム瞑想を推奨するつもりはないし、やめたほうがいいと否定するつもりもない。人の心はとても繊細なものだからである。

だが、こうしたアプローチがあること自体は非常に興味深い。誰もがひとりで、もしくはパートナーとともに独自のオーガズム瞑想を試みればいい。思いつきですぐにできることではないだろうが、自分、もしくはパートナーの指でふれることで身体の意識を高め、身体を再発見するのはとても有意義であり、大事なことである。ただゆっくりとふれながら陰核に感覚を集中させ、心と身体の対話を楽しめばいいのだ。

舌の力

やさしいキスと愛撫とオーラル・セックスが、女性の快感を高める三大行為とされている。クンニリングスが気持ちいいのは、その親密性に加え、舌の湿り気と弾力がクリトリスおよび陰門周辺を刺激するのに最適だからである。

だが、クンニリングスを好まない女性もいる。理由のひとつはコンプレックスである。至近距離で見ると、自分の性器は醜い、もしくは臭いのではないかと思い悩む女性たちがいる。誰もが一度は、パートナーが見ているはずのものを見てみようとしたことがあるのではないだろうか。あまりにもひどい眺めなのではないか、毛深くて、皺《しわ》だらけで、百年の恋も冷めるような外観だったら……。そんな不安もあるだろう。

こうしたコンプレックスとはべつに、好みの問題もある。クンニリングスが必ず快感をもたらすとはかぎらない。相手との親密さ、その人のセックス観などによってもちがってくる。親密さが必要な行為だからこそ、知りあって間もない人が相手では躊躇《ちゅうちょ》してしまう。快楽をあきらめ、足を閉じてしまうこともあるだろう。クンニリングスをフェラチオの対価ととらえてしまう傾向もある。クンニリングスをしてもらったら、お返しにフェラチオをしなければならないと考えてしまう人もいる。快楽はお金のように貸し借りで考えるものではないのに。

さらに、クンニリングスを「してもらった」以上、オーガズムに達しないと相手をがっかりさせてしまう、もしくは、クンニリングスでは感じないと思われてしまうという強迫観念もある。だが、オーガズムは機械的なものではない。さまざまな条件が満たされてようやくたどりつくものであるし、ただ一度試してみてだめだからといって、大げさに考える必要はない。舌による刺激は快感を生むものであり、何度か試すうちに新たな快感、思いがけない喜びを発見できるかもしれないのだ。

クンニリングスと同時にほかの部分を撫でたり、指でふれたりすることでさらに快感を高めることもできる。いわば、スペシャル・フルコースだ。舌でクリトリスを刺激しながら、指を膣に挿入したり（前述したCゾーンを刺激する）、肛門にふれたりする。もはや十分に認知され、タブーと言うほどの行為ではないが、依然としてどこかはずかしい気分が伴うものであるだけに、新たな感覚を目覚めさせ、後ろめたい気分が性的な興奮を呼び起こす。

アダルトグッズによる快感

友人や患者、インタビューに協力してくれた女性たちに初めて性的な快感を覚えたときのことを聞くと、「振動」によるもの、しかも偶然によって生じたものが最初の性的な快感であったと答える者は少なくない。自転車や乗馬、シャワーのときに「感じた」ということである。シャワーの水圧を利用してマスターベーションを楽しむ女性も多い。こうした「自然派」に加え、市販のアダルトグッズを使う人もいる。Ｉｆｏｐによる最新の調査結果はさまざまなメディアで引用されているが、それによるとインタビューを受けた女性の八八パーセントが、マスターベーションの際にアダルトグッズを使用しており、うち二四パーセントは、「常に」もしくは「ほとんど常に」と回答している(1)。こうしたグッズは独身者が使うものだという偏見があるが、それは事実ではない。調査によれば、カップルで使用すると答えた者が四五パーセントとなっており、マスターベーションのときに使用すると回答した二九パーセントを上回っている。

現在、アダルトグッズの主力はクリトリスを刺激する「吸引振動」タイプのもので、複数のメーカーから売り出されている。「吸引」といっても、掃除機のような吸引力をもつわけではないので心配はいらない。そもそもクリトリスにじかに接触させるわけではなく、クリトリスを「囲む」タイプのものなのだ。こうしたグッズの存在には、その機能およびアダルトグッズが引き起こす快感以上に意味がある。こうした業界のなかでクリトリスの存在が認められた証拠だからだ。これまでのようなただ振動するだけのものではなく、本気で女性の快感を考えた商品が出てきたのは画期的なことなのである。この吸引式の誕生により、オーガズムに達するのはこれまでよりも容易になった（広告には「ほんの数分でイク！」とある）ということだが、依存性はないのだろうか。身体が性交に慣れていないうちにアダルトグッズを使用し、安易にオーガズムを得ることに警鐘を鳴らす人たちもいる。確かに一理ある。グッズによって得られる快感はセックスの快感とは異なるものだし、そこにいたるまでの「過程」にも大きなちがいがある。だが、指によるマスターベーションと何がちがうのだろうか。相手がいる場合よりも直接的に作用することは確かだ。試してみて、気に入るかやめるか。答えは自分の身体に聞けばいい。マスターベーションそのものを否定することはない。マスターベーションをしたからといって、パートナーと性的関係が築けなくなるわけではないし、パートナーとのセックスに満足していても、マスターベーションをすることはある。どちらかが、もう片方の妨げになることはないのだ。

グッズの使用には膣の感覚を鍛《きた》えるという別の効果も期待できる。膣はクリトリスのようにすぐに反応が返ってくるわけではない。自分の目で見ることができないだけに、女性にとっても、膣はどこか神秘的な場所である。指を入れてみても、どうもその気になれず、自分の身体の一部ではないような、パートナーのための領域であるような気がしてしまう。なにしろ、自分は見ることはできないのに、夫（ボーイフレンド）には見られているはずなのだ（明かりを消している場合は多いにしても）。こんなときもアダルトグッズは助けになる。道具の助けを借りて、なかなか知ることができない未知の場所を探検してみよう。クリトリスを膣の内側から刺激する方法を模索するいい機会だ。もちろん、自分なりのマスターベーションのスタイルがあるだろうし、ゆっくり身体と相談しながら進んでいくのが大事である。まずは慣れた方法、つまり指で外側から刺激することから始めればいい。クリトリスは陰核だけではないことを思い出してほしい。クリトリスは身体の奥まで続いている器官であり、陰核を刺激すれば、全体が目覚めるのだ。クリトリスを外側から刺激し、性的な気分を高めたうえで、さらに未知の快感を開拓していくのが望ましい。

ペニスとその代用品

クリトリスが膣を包み込むように存在し、挿入時に会陰が緊張することで意識的もしくは無意識のうちにクリトリスを内側から刺激することがわかっている以上、挿入という行為自体を否定するつもりはない。たとえ、セックスが男性中心に行われる場合であっても、女性は体位を変えたり、自分でクリトリスを刺激したり、パートナーの太もも（耳でも足でもいい）に陰門をこすりつけることで、快感を得ることができる。

クリトリスの快感は、どんな体位でも得られるものである。ただし、あまりにアクロバティックな体位では呼吸するにも苦しく、緊張が解けないので難しいだろう。逆立ちのような不自然な体位を試してまで、新しいことに挑戦する必要はない。あくまでも快感を得ることが目的であり、セックスは修行ではないのだ。

いってみれば、正常位で十分なのである。退屈だ、古典的すぎると評判の悪い正常位だが、男女ともこの体位が好きである。無理がなく、愛し合う人と見つめあいながらひとつになることができるからだ。ほかにも騎乗位や後背位などは、誰もが試したことのあるものだろう。

後背位やスプーン体位は、クリトリスを軽視しているように思われるが、これらの体位の場合、女性は自分でクリトリスを刺激することができるので試してみるのは悪くない。パートナーが「かまってくれない」のを責めているわけではない。無理のない範囲で、クリトリスも参加させてあげれば、全身でセックスを楽しめるというだけのことだ。騎乗位は、クリトリスへの刺激が堪能でき、女性が自分の快感をコントロールしやすくなる。女性が主導権を握り、自分の身体を好きなように動かせるので、パートナーに自分の好きな角度、求める動きをうながすことができるのだ。

快感を追求することはどんな体位であろうと可能なのである。正常位は、ただ大の字になって寝ているだけのような悪いイメージがあるが、それは誤解である。いつだって女性はアクティブでいられるし、快感を与えることも、クリトリスに気を配ることもできる。クリトリスの刺激を高めるための体位として、コイタル・アライメント・テクニック（C

AT）というものがある。CATは、正常位のバリエーションとも考えられる。男性が女性の上に「寝そべる」かたちで、ふたりの肉体の密着性を高める。女性が足をパートナーに絡みつけるようにすれば、さらに一体感は深まる。ふたりでリズミカルに腰を動かすことで、陰核を刺激する。いわゆるピストン運動ではなく（出したり入れたりするわけではない）、もっとゆっくりとすべるように、男女ともに身体を動かすのが特徴である。最初にCATを研究し、提唱したのはエドワード・エイシェルである(2)。さらにH・S・カプラン、D＝F・ハールバート、A＝P・ピールスなど複数の研究者がその効果を立証している(3、4、5)。CATは、膣の内側からの刺激を感じながら、外側からもクリトリスを刺激できるテクニックなのである。ペニスが膣の内壁に沿ってゆっくりと動くため、女性は快感を堪能できるというわけだ。もちろん、その後徐々にリズムを速め、激しい動きに変えてもいい。

正常位でも、ピストン運動がある程度ゆるやかなものであれば、挿入に合わせて骨盤をもちあげ、抜くときのタイミングで力をゆるめることで、会陰を刺激することは可能だ。こうして女性が挿入をコントロールし、快感を得ることは可能であるし、挿入のタイミングで男性側も密着による快感を得ることができる。

多少の柔軟性を必要とするが（それでも、台所のテーブルでセックスするよりは簡単だろう）、あおむけのまま足をあげることができれば、女性側で挿入の角度を調整することができる。これは、どの体位にも有効である。指の動きを例に説明しよう。左手の親指と人差し指で輪をつくり、右手の人差し指を左手の輪のなかに入れてみる。そのまま左手の輪（膣）を動かすと、右手の指（ペニス）は、輪の上部にあたったり、下部にあたったり、横にあたったりする。挿入の角度を変えることで、膣壁のあらゆる部分がアトランダムに刺激を受けるのである。当然、ペニスも膣の動きに伴って移動する。骨盤をほんの少し傾けるだけで、身体のなかに大きな変化が訪れるのだ。

前述したように、Cゾーンは膣の前方（肛門側ではなく恥骨に近い側）にある。目印があるわけではないので簡単にはいかないかもしれないが、そのあたりにペニスがあたるように腰の位置を意識的に調整することは可能である。本気でCゾーンを見つけようとするなら（みながGスポット探しに熱狂した時代はすでに過去であることを念頭においたうえで）、指（自分のでもパートナーの指でも）を使って探ってみるのもひとつの方法である。アダルトグッズを使って試してみてもいいだろう。

ペニスによる挿入がお好みなら、ペニスの亀頭とクリトリスの陰核は相性がいいということも付け加えておく。膣を「訪問」したあと、湿った状態のペニスでクリトリスにふれるのは双方に快感がある。亀頭はペニスのもっとも敏感な部分なのだ。アダルトグッズを使うのもいいが物には感受性がないので、快感の共有ができないのが欠点である。

全身で奏でる

女性はクリトリスが大好き。彼女は性感帯のトップ・スター。だが、ひとりだけではなく、全身の共鳴があってこそ至福の瞬間は訪れる。エンジンもかけずに車を高速で走らせることはできない。セックスはパーティーと同じ。クリトリスがスターであっても、彼女に共鳴し、一緒に盛り上がる仲間が必要だ。うなじやお尻、乳房、足や腰のくぼみ、おへそや背中のほくろだって性感帯になりうるし、セックスに参加しているのだ。

性感帯のなかには、クリトリスや乳房のように、ほぼ確実に「感じる」部分もあれば、もっと漠然とふれると気持ちがいい程度のもののもある。性感帯は、個人によって場所も感度も異なるものであり、そのときの状況やパートナーによっても異なる。人によって信じるものがちがうのと同じだ。クリトリスは誰にとっても性感帯だが、手首で「感じる」人はかぎられている。うなじにしても同じだ。当然ながら、性感帯は「開発」されるものでもある。たとえば、あなたの愛した人がまぶたにキスをするのが好きな人で、彼があなたの人生に忘れがたい思い出を残したとしたら、まぶたが性感帯になることだろう（退屈な会議の最中に、目をこすっただけでぞくぞくする気分が味わえるなんて素敵）。

パーティーのたとえに話を戻そう。クリトリスは、仲間といるのが好きだ。クリトリス（主性感帯）とそれ以外の性感帯（副性感帯）を同時に刺激すれば、パーティーはさらに盛り上がり、快感とともに身体をセックスへと向かわせることができる。

乳房の場合はどうだろう。乳房だけでも感じるだろうか。実際のところ、比較的まれな例ではあるが、乳房だけでも性感を高めることはできる。乳房全体を強く握ったり、やさしく撫でたりすることで快感を高めることができるし、特に乳首は指先や舌でふれると敏感に反応する。

こうした性感帯の発達には、時間と経験が必要になる。胸と性器を同時に刺激することによりオーガズムに到達する確率は高まる。

第13章 パートナーとのつきあい方

経験を重ね、どんなときに快感があるかを知るうちに、性感の目覚めさせ方が自分でもわかってくるはずだ。過去の体験が、今のあなたの習慣をつくっている。パートナーも同じだ。彼もこれまでの性的体験を通して学び、自分なりの好み、習慣をもっている。異なるふたつの肉体が出会い、ひとつになろうとする。自分がさわってほしいところと、彼がさわるのが好きなところはちがうかもしれない。前のボーイフレンドがそうするのが好きだったからといって、新しいボーイフレンドも同じことを望むとはかぎらない。

女性同士で、「で、どうだったの」と、新しい関係や出会いがあった友人に問いかけるのはよくあることだ。「すごくよかった」「まあまあね」「次が楽しみ」「まあ、あんなもんじゃない」。答えはさまざまだろう。否定的な感想や失望があっても、それで終わりというわけではない。希望は残っている。だからといって、際限なく寛容になれるわけではない。レストランに行き、そこの料理がまずいと思えば、もうその店には行かないだろう。

セックスは慈善事業ではない。だが今日は最高でなくても、今後良くなる可能性があるなら、十分に及第点だ。時間をかけることで性的な関係は深まっていく。特に最初のとき（初体験、もしくはその相手とは初めてのとき）は、いろいろなことが気になり、快楽に没頭できない場合も多い。ストレス、不安、用心（今後どうなるかわからないし）で頭がいっぱいのときもあるだろうし、飲みすぎて覚えていないときもあるかもしれない。

一方、ときを重ねるうちに、つまらなくなる関係もある。大げさに考える必要はない。うまくいく日もあれば、いかない日もある。「慣れ」がその原因だと単純に決めつけるのもよくない。いつも同じ愛撫や体位なのは互いの好みをよく知っているからであり、ふたりで積み上げてきた経験があっての結果である。変化や刺激が快感を高める場合もあるが、ふたりの習慣、ふたりのやり方が定着するのは、関係が良好な証拠だ。安心して身をゆだねられる関係は、快感を得るためにも重要である。長いつきあいがあれば、コミュニケーションもスムーズだ。言葉によるコミュニケーションはもちろん、ベッドの上でも外でも関係が持続するということは、日々新たな発見によって関係を深めていくことでもある。

性的コミュニケーション

カップルの間でセックスについて語ることは、互いを知り、快感を深めあうためにも重要なことである。雰囲気のいいレストランで食事をするとき、何を好きで何が嫌いか、おしゃべりを楽しみ、語りあうだろう。セックスもそれと同じだ。

次は何を食べよう、どの映画を見ようと話すように、性欲や官能について話してみたらどうだろうか。セックスについての疑念や不満を打ち明けるのはなかなかに難しい。個人の深い部分に根差す事柄だけに、セックスに関する話題は軽々しくふれられるものではないのだ。性について開けっぴろげに語ると、魅力や神秘性が失われるのではないかと心配する人もいる。確かに、その可能性はある。だが、セックスについて対話することは、しばしば共犯意識や信頼を生む。もちろん、無言のコミュニケーションが成立する場合もある。

ときに、「そんなさわり方じゃ感じない」「この体位はいや」「挿入が早すぎる」といった不満を打ち明けることもあるだろう。ふたりの好みが合わない場合もある。ただ、不満を感じてもさんざん躊躇したすえに結局は何も言えずに終わる場合も多いのではないだろうか。性的な「能力」について批判されるのを恐れる気持ちは誰にでもある。だからこそ、パートナーを傷つけずに自分の不満を伝えるには、「気づかい」が必要になる。不満を打ち明けるのは、お説教がしたいからではない。あくまでもふたりの関係を、そしてセックスをより良いものにしていくためなのだ。それには、まず、「これはいや」よりも「これが好き」から先に伝えるのが重要である。問題がない以上、何も言わなくてもいいと人は考えがちである。だが実際には、うれしいことや気持ちいいことについて存分に話すことが必要であり、満足感が共有されたあとなら不都合な部分について話し合うことも容易になる。問題点「だけ」を話し合うカップルの場合、批判された側はつい消極的になりがちだ。

ポジティブに意見を述べるにはいくつかのコツがある。心理学でよく言われるのが、二人称の使い方である。「あなたのやり方じゃだめ」「あなた、前戯をさぼったでしょ」など、「あなた」から始まる発言は、とかく責めるような口調になりがちだ。主語を一人称の「わたし」にしてみよう。「わたしは、そういうやり方は好きじゃない」「わたしは、もっと前戯があったほうが好き」。もうひとつ、「いつも」や「何もかも」など、個別の案件を一般化し、決めつけた言い方をしないことも大事だ。クリトリスを愛撫しなかったのは、たまたま忘れただけであり、「いつも」ではない。たまたま、その日うまくいかなかったからといって、「いつも」だめなわけではない。「男はみんなそう」と断定してしまうのも避けたほうがいい。そして、もっとも重要なのが、「ふたりで」解決したいという姿勢を見せること、つまり、相手の好みを訊ね、相手の気持ちを知ろうとすることである。大事なのは、会話であって、どちらかが一方的に好みを押しつけることではない。

ユーモアやたとえ話もコミュニケーションの手段として有効である。このふたつはじつに密接な関係にある。「あなたはF1レーサーかもしれないけど、わたしの身体はディーゼル車なのよ」「洞窟探検もいいけど、入り口のボタンを押すのも忘れないでね」「エレベーターが上に行くには、まずボタンを押してもらわなきゃ」。こんなふうにユーモアと思いやりを込めて、男性にクリトリスの存在を思い出させることもできる。もちろん、パートナーの性格次第では嫌味に受け取られたり、まったく通じなかったりする場合もあるだろうから、そこは工夫が必要になる。料理好きのボーイフレンドなら、「まずはプチトマトから食べてね」でもいいし、ガーデニング好きなら、「花びら」にふれることを求めてもいいだろう。

それでも、言葉ですべてを伝えるのには限界がある。どんなにポジティブな言葉を使っても、悪い意味にとる相手はいるかもしれない。また、これが好き、あれが嫌いと言ってしまうことで、いつも同じ前戯や体位ばかりになってしまう可能性もある。もちろん、一度習慣化してしまったら、一生そのままというわけではないだろうが、性的な興奮には未知の部分への探求心が必要であり、季節ごとに好みが変わる場合もあるだろうから、やり方が固定されてしまうのはつまらない。確かに「しゃべりすぎる」ことで、まるで契約を遂行するような義務的なセックスになるリスクはある。セックスには常に「気まぐれ」な部分が必要なのだ。「してほしいこと」を箇条書きにして押しつけてしまうと、パートナーはその規定ラインを踏みはずすことを恐れ、お決まりの愛撫しかしなくなる、いや、それしかできなくなってしまうかもしれない。実際のセックスでは、身体が語ること、求めていることが言葉にしなくても伝わり、相手がそれにこたえてくれることもあるのだ。

身体は語る

足を閉じる、姿勢を変える、もしくは身体をこわばらせるといった反応があれば、パートナーはあなたがその行為を喜んでいないことを察するだろう。反対に、愛撫が気持ちよければ、自然とあえぎ声がもれ、パートナーは、そのまま続けてよいと判断するだろう。

言葉以外にも、自分の望むことをパートナーに伝える方法はある。彼の手を握り、ふれてほしい場所へと導くこともできる。これなら相手を傷つける心配も少ない。パートナーだって、あなたを喜ばせたいと思い、喜ぶ場所を知りたがっているはずだ。

こんなふうにすれば、女性側だって、ふたりの関係を方向付け、主導権を握ることができる。難しいことではない。もしあなたが、マゾヒスティックな喜びを求めているとしよう。昼間の公園デートで「わたしを縛って」とは言えなくても、夜のベッドならそれが可能だ。大胆なポーズで、きわどいプレイへと誘うこともできるのだ。

エロティックな言葉

卑猥な言葉や汚い言葉には、人を興奮させる力がある。エロティックな場面において、自分の状態、感じていることを言いあてられることは、欲望や性的妄想を共有するきっかけになる。ひかえめな人は、あえぎ声や、「いいわ」などの短い言葉で快感を伝える。さらに大胆に「濡れちゃう」や「あなたの硬いものが好き」などと口にしてもいいのだ。なかには、下品な言葉や罵倒《ばとう》するような言葉を口にし、背徳感を味わうことで性的興奮を覚える場合もある。自制心を失い、理性を忘れ、身体に語らせるのもセックスの楽しみ方だ。

ある研究者は、ベッドの上での会話を二種類に分類している(1)。ひとつは、自分について述べる言葉、もうひとつは共有のための言葉。前者は自分自身を興奮させるための言葉、後者は相手の性的興奮を煽るような言葉と言い換えることができる。

演技

パートナーを導くためのあえぎ声は、オーバーなほうがいいのだろうか。確かにその傾向はある。世間が思うほど、演技は悪いことではない。確かに演技を悪い意味に考え、反則や嘘に匹敵するものとして非難する人はいる。だが、嘘も方便だ。最近のデータによると、六二パーセントの女性が少なくとも一度は「演技をしたことがある」という(2)。もちろん、皆がしているからといって、あなたもそうすべきだというわけではない（皆が湖に飛び込むからといって、泳げない人まで飛び込む必要はないのだ）。「退屈なときは、イッたふりをするのよ」などと女性の間で取り決めを交わしたわけでもない。そこが気持ちいいということ、もっとふれてほしいことを伝えるための手段として、自然発生的に生じた「演技」なら、それは嘘ではない。

別のケース、たとえばセックスを終わらせたいときがある。当然そういうときもあるだろう。気持ちが入っていかないが、あえてそれを口に出すのもはばかられるときもある。そんなときに、オーガズムを迎えた「ふり」をすることで、セックスを終わらせることもあるかもしれない。長居する来客を追い出すわけにもいかず、さりげなくあくびをし、明日の朝は早起きしなくちゃならないことをほのめかすのと同じようなものだ。そうすれば、ことを荒立てずにすむ。今夜はうまくいかなかったけれど、それを責めたり、心を乱すような会話をしたりせずにすむのなら、そのほうがいい。

相手に快感を伝える手段としてのあえぎ声に話を戻そう。そうした行為に効果はあるのだろうか。もしパートナーが的確な場所を愛撫し、ちょうどいいリズム、ちょうどいい動きでセックスを続けているなら、呼吸を速め、身体を反応させることには意味がある。フィードバックをすることは、共同作業を進め、互いの知識を深めるのに役立つ。パートナーが相手の反応に敏感な人なら、どうすれば喜ぶのかを学ぶだろう。言葉で満足を伝え、相手をはげますのは大事なのである。たとえそれが、「もっと！」という短い言葉でも、コミュニケーションはふたりの関係を「もっともっと」発展させていくのだ。

演技には、自身の快楽を高める効果もある。実際に感じている以上にオーバーな表現を用いるうちに、実際に気持ちが昂ってくることもあるのだ。呼吸を荒げ、あえぎ声をあげ、身体に力を入れるなど興奮時の状態を意識的に再現すれば、自分自身、そしてパートナーの気持ちを盛り上げることもできる。だが、わざとらしくなるほどがんばる必要はない。マスターズとジョンソンによると、オーガズムは本当は「静かな」ものであり、言葉にしないと（「ああ、イッちゃう！」）、相手には伝わらないものであるという。実際、パートナーから「イッたの？」と聞かれた経験がある女性は多いし、そういう状態に達しても声をあげない女性も少なからずいる。要するに、男も女も「ふりをする」ときがあるのだ。

クリトリスの探求

さて、そろそろ終わりにしよう。パートナーにクリトリスを紹介するのは義務ではないのだから、プレッシャーを感じる必要はない。クリトリスがただのボタンではないというのは事実としても、大げさに考えなくていい。クリトリスは自分の存在に気づいてもらいたいだけなのだから、こわがらないでほしい。男性たちは、ようやく長年続いて無知の闇から出てきたばかりで、まだ尻尾をぶらぶらさせながら歩いている状態なのだ。まずは安心して、クリトリスと向きあってもらえる環境をつくるところから始めればいい。そう考えると、少しは緊張も解けるのではないだろうか。

パートナーにもクリトリスについて知ってもらいたい。でも、相手の前でクリトリスのことばかり話しても効果はない（この本では、さんざんクリトリスという言葉を繰り返してきたけれど）。男性側はクリトリスと向きあうことに不安を感じているのかもしれない。

ゲームのように、もしくは知らない場所に来たときのように考えてみてはどうだろう。愛情をもって、手さぐりで進んでいけばいいのだ。進んだり戻ったり、ときに失望もあるかもしれないが、とにかく気持ちがいいと思うことを優先させていけばいい。クリトリスの探求は旅のようなものだ。出発前にガイドブックや資料を読んで計画を立てるけれど、本当の旅は出発したときから始まる。どんなに勉強しても、結局はベッドのなかで楽しむことのほうが大事。もう一度来たいと心の底から思える旅にするには、今この瞬間を大切にすればいいのだ。

おわりに

この本を書き終えた今、フランスでは新学期が始まろうとしている。多くの生徒たちが、今年から理科の教科書で、クリトリスの存在を目にするだろう。うれしいかぎりである。それから、もうひとつ。先日あるバーのトイレにクリトリスの落書きを見つけた。頭と長い足をもつ、「ちゃんとした」クリトリスの全身像だ。

学校でも、バーのトイレ（たとえパリに一カ所だけでも）でも、クリトリスの存在が認知されつつあるのだ。

数カ月にわたる執筆期間、さまざまなメディアの取材を受けた。多くの人がわたしたちと同様、クリトリスに関心をもってくれたのは、とてもうれしいことだ。確かに、クリトリスの研究はまだ途上である。女性の性については、いまだ謎もある。だが次のステップに進む前に、まずは言っておきたい。すべての女性が研究者なのである。誰もが大きな可能性を秘めている。自分を知ることに終わりはない。パートナーがいるかどうかにかかわらず官能の追求に終わりはないのだ。

未体験のこと、まだ感じたことのない膣オーガズムを追い求め、これまでのセックスに不満を抱くのはもうやめよう。それよりも、まだ知らないクリトリスの秘密を解き明かすことにわくわくするほうがいい。

性をポジティブに考えるためには、いつ訪れるともしれぬオーガズムを待つよりも、今できることから始めるほうがいい。他人と比べるのも意味がない。自分は自分なのだということをいつも忘れないでいてほしい。自分の欲望、自分の好みに正直になって、セックスを楽しもう。意味のない数字にまどわされないように気をつけて。パートナーの身体や性器を、美しい、かっこいいと思うことも大事。そして一緒に進んでいけばいい。頂点を目指すよりも、道程を楽しめばいい。驚きを忘れずに、シロクマのことは考えずに。

謝辞

勇気ある決断を下し、わたしたちを常に信頼しつづけてくれた編集者グエナウエル・パンヴァンと、協力を惜しまなかったエロル社のみなさま。

いろいろなことを教えてくれた友人たちのクリトリス、ワークショップ参加者のクリトリスたち。

秘かにボランティアとして協力し、クリトリスの話ばかりするわたしたちを受け入れてくれたヴァンサンとマチュー。

女性の性について思うこと、気がついたことを聞かせてくれた周りの男性たち。

わたしたちのクリトリスとつきあってくれた元彼たち。

そして、素敵な短編アニメーションを制作してくれたロリ・マレパール＝トラヴェルシー。

みなさまに心より感謝申し上げます。

35ページで紹介したロリの可愛らしいアニメーション（フランス語、英語字幕あり）はこちらから見ることができます。www.youtube.com/watch?v=J_3OA_VZVkY

訳者あとがき

『クリトリス革命』という本書のタイトルを人前で口にするのは恥ずかしい。最初はそう思った。「今は、どんな本を訳しているのですか」と尋ねられ、「女性の性の解放についての本」「性について解剖学的な視点も交えて解き明かす本」と答えたこともあった。嘘はついていない。本書はクリトリスという女性にとって重要な性器について本気で語ることで、性だけでなくジェンダーや女性の生き方について取り組んだ本なのだから。

そもそも、この「恥ずかしさ」はどこから来るのだろう。羞恥心なのか、性についてタブー視する習慣からくるものなのか。だが、翻訳作業のなかで、著者たちの言葉に耳を傾けるうちに、恥ずかしいという気持ちはなくなっていった。クリトリスはあらゆる女性の味方なのだ。病気で子宮を失っても、閉経した後でも、子供をもつか迷っていても、パートナーとの関係に悩んでいても、クリトリスはわたしたちを慰め、はげましてくれる。クリトリスは女性主義の象徴であり、楽しく生きるためのヒントでもある。

本書は、*Entre mes lèvres mon clitoris* の全訳である。原題を直訳すると、「唇のあいだからのぞくクリトリス」となる。原題の「唇」とは、大陰唇のことであると同時に、話す行為の象徴でもある。「陰唇」「陰核」と呼称からして「陰」の存在である器官について、正面から語ることから始めましょう、という著者たちの意志がここに示されているように思う。

女性にとってまさに「革命」的なこの本は、絶妙なコンビネーションを誇るふたりの女性による共著である。彼女たちがそれぞれの視点、体験を語りあい、多角的なアプローチを試みた結果、本書が生まれたのだ。アレクサンドラ・ユバンは、性科学者、心理学者として、長年、性の悩みに正面から向き合ってきた。ジャーナリストのカロリーヌ・ミシェルは雑誌やブログで活躍。愛あるツッコミを交え、ユーモアたっぷりに性を語る名手である。二人に共通するのは、ポジティブに性を考え、誰も責めないこと。そもそも、フェミニズムとは男性を糾弾することでも、女性同士で足を引っ張りあうことでもないはずだ。

フランスでは今年、中絶を合法化した政治家シモーヌ・ヴェイユのパンテオン（偉人廟）合祀《ごうし》、『第二の性』の著者シモーヌ・ボーヴォワールの生誕一一〇年など、フェミニズムの先駆者を再評価するイベントが続いた。また、本書と同様、妊娠や生理などこれまでより一歩踏み込んだ形で女性の身体を論じる本の刊行も多い。これらの動きは単なるブームに終わるものではないだろう。

本書にも繰り返し書かれているが、クリトリスは、女性の快楽のためだけに存在する器官であり、これまでヴァギナとペニスを中心に論じられてきた性に、あらたな視点を投じる。だから、これは「クリトリス革命」なのだ。女性たちが、自分自身と向きあい、自分の身体を好きになるために、この本が少しでも役にたてば、訳者として、そして女性として、これ以上の喜びはない。もちろん男性にもぜひ読んでいただきたい。パートナーと親密な時間を共有する素晴らしさ、パートナーに望むことも書かれている。読者の皆様がこの本をきっかけとして、率直に前向きに性を語れるようになれば幸いである。

最後になりましたが、日本ユニ・エージェンシー、太田出版の皆様、そして編集者として伴走してくださり、『クリトリス革命』の書名をつけてくれた川上純子さんに心より感謝申しあげます。

二〇一八年八月

Unger A. & Walters M.D., « Female clitoral priapism: an over-the-counter option for management », *The Journal of Sexual Medicine,* 2014, 11 (9): 2354-2356.
Wegner D.M., Schneider D., Carter S. & White T., « Paradoxical effects of thought suppression », *Journal of Personality and Social Psychology,* 1987, 53, 5-13.

Urogynecol J, 2016, 27 (7), 1087-1095.

Maines R.P., *Technologies de l'orgasme. Le vibromasseur, « l'hysterie » et la satisfaction sexuelle des femmes,* Paris, Payot, 2009.

Masters W.H. & Johnson V., *Human sexual response,* Boston, Little Brown, 1966.（W・H・マスターズ、V・E・ジョンソン『人間の性反応』謝国権訳、池田書店）

Masters W.H. & Johnson V.E., *Les mésententes sexuelles et leur traitement,* Paris, Laffont, 1971.（W・H・マスターズ、V・E・ジョンソン『人間の性不全』謝国権訳、池田書店）

Mayland K.A., « The Impact of Practicing Mindfulness Meditation on Women's Sexual Lives » [dissertation], San Diego, CA, California School of Professional Psychology, 2005.

O'Connell H.E., Hutson J.M., Anderson C.R. & Plenter R.J., « Anatomical relationship between urethra and clitoris », *Journal of Urology,* 1998, 159, 1892-1897.

Oakley S.H., Vaccaro C.M., Crisp C.C., et al., « Clitoral size and location in relation to sexual function using pelvic MRI », *The Journal of Sexual Medicine,* 2014, 11 (4), 1013-1022.

Pauls R.N., « Anatomy of the clitoris and the female Sexual Response », *Clinical Anatomy,* 2015, 18, 376-384. Ginger V.A., Cold C.J. & Yang C.C., « Surgical anatomy of the dorsal nerve of the clitoris », *Neurourol Urodyn,* 2011, 30 (3), 412-416.

Pauls R., Mutema G., Segal J., et al., « A prospective study examining the anatomic distribution of nerve density in the human vagina », *The Journal of Sexual Medicine,* 2006, 3 (6), 979-987.

Perry J.D., Ladas A.K. & Whipple B., *Le Point G. et autres découvertes récentes sur la sexualité humaine,* Paris, Robert Laffont, 1982.（A・ラダス、B・ウィップル、J・ペリー『Gスポット』大慈彌俊英訳、講談社）

Pierce A.P., « The coital alignment technique (CAT): an overview of studies », *J Sex Marital Ther,* 2000, 26 (3), 257-268.

Prause N., Park J., Leung S. & Miller G., « Women's preferences for penis size: A new research method using selection among 3D models », PLoS ONE, 2015, 10 (9), e0133079.

Rapport relatif à l'éducation à la sexualité, Rapport n° 2016-06-13-SAN-021 publié le 13 juin 2016.

Richters J., Visser R., de Rissel C. & Smith A., « Sexual practices at last heterosexual encounter and occurrence of orgasm in a national survey », *The Journal of Sex Research,* 2006, 43 (3), 217-226.

Stringer M.D. & Becker I., « Colombo and the clitoris », *European Journal of Obstetrics & Gynecology and Reproductive Biology,* 2010, 151 (2), 130-133.

Hubin A. & De Sutter P., « Un glissement des typologies hommes-femmes dans leurs désirs affectifs et sexuels ? », *in* Heenen-Wolff S. & Vandendorpe F., *Différences des sexes et vies sexuelles d'aujourd'hui,* Belgique, Academia A.B. Bruylant, 2012, 163-168.

Hubin A., De Sutter P. & Reynaert C., « L'utilisation de textes érotiques dans l'éveil du désir sexuel féminin », *Réalités en Gynécologie-Obstétrique. Supplément Sexologie*, 2008, 134, 46-49.

Hurlbert D.F. & Apt C., « The coital alignment technique and directed masturbation: a comparative study on female orgasm », *J Sex Marital Ther,* 1995, 21 (1), 21-29.

Ifop, « Les Français et les *sextoys*: la grande enquête », 9 février 2017.

Jonason P.K., Betteridge G.L. & Kneebone I.I., « An Examination of the Nature of Erotic Talk », *Arch Sex Behav,* 2016, 45 (1), 21-31.

Jones J.C. & Barlow D.H., « Self-reported frequency of sexual urges, fantasies,and masturbatory fantasies in heterosexual males and females », *Archives of Sexual Behavior*,1990, 19, 269-279.

Kabat-Zinn J., « Mindfulness-based intervention in context: Past, present and future », *Clinical Psychology: Science and Practice,* 2003, 10, 144-156.

Kabat-Zinn J., André C. & Maskens C., *Au cœur de la tourmente, ma pleine conscience, MBSR, la réduction du stress basé sur la mindfulness: programme complet en 8 semaines,* Bruxelles, De Boeck Université, 2009.（ジョン・カバットジン『マインドフルネスストレス低減法』春木豊訳、北大路書房）

Kaplan H.S., « Does the CAT technique enhance female orgasm ? », *J Sex Marital Ther,* 1992, 18 (4), 285-291.

Kinsey A., *Sexual behavior in the human female,* Philadelphia, W.B., Saunders ed., 1953.（アルフレッド・C・キンゼイ『人間女性における性行動』朝山新一訳、コスモポリタン社）

Koedt A., « Le mythe de l'orgasme vaginal », *Nouvelles Questions Féministes,* 2010, 29 (3), 14-22.（S・ファイアストーン編「膣オーガズムの神話」（『女から女たちへ——アメリカ女性解放運動レポート』ウルフの会訳、合同出版）

Lemel A., *Les 200 clitoris de Marie Bonaparte,* Paris, Éditions Mille et une nuits, 2010.

Lever J., Frederick D.A. & Peplau L.A., « Does size matter ? Men's and women's views on penis size across the lifespan », *Psychology of Men and Masculinity,* 2006, 7 (3), 129-143. Stulhofer A., « How (un) important is penis size for women with heterosexual experience ? », *Archives of Sexual Behavior,* 2006, 35, 5-6.

Luo J., Betschart C., Ashton-Miller J.A. & DeLancey J.O., « Quantitative analyses of variability in normal vaginal shape and dimension on MR images », *Int*

参考文献

Aubin S., « Dysfonction orgasmique chez la femme », in Poudat F-X., *Sexualité, couple et TCC : les difficultés sexuelles,* vol. 1, Issy-les-Moulineaux, Elsevier Masson, 2011, 149-165.

Brey I., *Sex and the Series, sexualités féminines, une révolution télévisuelle,* Villemarier, Soap Éditions, 2016.

Brotto L.A., « Mindful sex », *Canadian Journal of Human Sexuality,* 2013, 22 (2), 63-68.

Buisson O., Foldès P. & Paniel B.J., « Sonography of the clitoris », *The Journal of Sexual Medicine,* 2008, 5, 413-417.

Cautela J., « Covert negative reinforcement », *J. Behav. Ther. Exp. Psychiat.,* 1970, 1, 273.

Cymes M., *Quand ça va, quand ça va pas,* Éditions Clochette, 2017.

Eichel E. & Nobile P., *The Perfect Fit: How to Achieve Mutual Fulfillment and Monogamous Passion Through the New Intercourse,* Dutton Books, 1992.

Enquête Ifop pour CAM4, « Les Françaises et l'orgasme », décembre 2014.

Étude « Les Françaises et l'orgasme », Ifop pour CAM4, 2015.

Fallope G., *Mutinensis observationes anatomicae* ([Reprod.]), Apud Bernadum Turrifanum (Parisiis), 1562.

Foldès P. & Buisson O., « The Clitoral Complex: A dynamic sonographic study », *The Journal of Sexual Medicine,* 2009, 6 (5), 1223-1231.

Freud S., *Introduction à la psychanalyse,* Paris, Petite Bibliothèque Payot, 2001(éd. originale, 1917).（ジグムント・フロイト『精神分析学入門』懸田克躬訳、中央公論新社）

Grmek M.D., *Hippocratica*: actes du Colloque hippocratique de Paris (4-9 septembre 1978), Éditions du Centre national de la recherche scientifique, 1980, 1 (3), 332-333.

Hertwig O., « Beiträge zur Kenntnis der Bildung, Befruchtung und Theilung des thierischen Eies », *Morphologisches Jahrbuch,* 1976, 1, 347-434.

Hite S., *Le nouveau rapport Hite,* Paris, J'ai Lu, 2004.（シェア・ハイト、ケイト・コレラン、『新・ハイトリポート』石井苗子、ロバート・Y・竜岡訳、マガジンハウス社）

Hubin A. & Michel C., *Je Sexopositive,* Paris, Eyrolles, 2015.

第11章　クリトリスの仲間、膣について

1. Pauls R., Mutema G., Segal J., *et al.,* « A prospective study examining the anatomic distribution of nerve density in the human vagina », *The Journal of Sexual Medicine,* 2006, 3 (6), 979-987.
2. Foldès P. & Buisson O., « The Clitoral Complex: A dynamic sonographic study », *The Journal of Sexual Medicine,* 2009, 6 (5), 1223-1231.
3. Film écrit et réalisé par Maïwenn, sorti sur les écrans en 2015.（マイウェン監督・脚本。2017年3月日本公開）
4. Luo J., Betschart C., Ashton-Miller J.A. & DeLancey J.O., « Quantitative analyses of variability in normal vaginal shape and dimension on MR images », *Int Urogynecol J,* 2016, 27 (7), 1087-1095.
5. Lever J., Frederick D.A. & Peplau L.A., « Does size matter ? Men's and women's views on penis size across the lifespan », *Psychology of Men and Masculinity,* 2006, 7 (3), 129-143. Stulhofer A., « How (un) important is penis size for women with heterosexual experience ? », *Archives of Sexual Behavior,* 2006, 35, 5-6.
6. Prause N., Park J., Leung S. & Miller G., « Women's preferences for penis size: A new research method using selection among 3D models », PLoS ONE, 2015, 10 (9), e0133079.

第12章　クリトリスの求める愛撫とは

1. Ifop, « Les Français et les *sextoys*: la grande enquête », 9 février 2017.
2. Eichel E. & Nobile P., *The Perfect Fit: How to Achieve Mutual Fulfillment and Monogamous Passion Through the New Intercourse,* Dutton Books, 1992.
3. Kaplan H.S., « Does the CAT technique enhance female orgasm ? », *J Sex Marital Ther,* 1992, 18 (4), 285-291.
4. Hurlbert D.F. & Apt C., « The coital alignment technique and directed masturbation: a comparative study on female orgasm », *J Sex Marital Ther,* 1995, 21 (1), 21-29.
5. Pierce A.P., « The coital alignment technique (CAT): an overview of studies », *J Sex Marital Ther,* 2000, 26 (3), 257-268.

第13章　パートナーとのつきあい方

1. Jonason P.K., Betteridge G.L. & Kneebone I.I., « An Examination of the Nature of Erotic Talk », *Arch Sex Behav,* 2016, 45 (1), 21-31.
2. Enquête Ifop pour CAM4, « Les Françaises et l'orgasme », décembre 2014.

第８章　快楽にイエスと言おう

1. Cautela J., « Covert negative reinforcement », *J. Behav. Ther. Exp. Psychiat.*, 1970, 1, 273.
2. Wegner D.M., Schneider D., Carter S. & White T., « Paradoxical effects of thought suppression », *Journal of Personality and Social Psychology*, 1987, 53, 5-13.

第９章　身体のスイッチを入れよう

1. Masters W.H. & Johnson V.E., *Les mésententes sexuelles et leur traitement*, Paris, Laffont, 1971.（W・H・マスターズ、V・E・ジョンソン『人間の性不全』謝国権訳、池田書店）
2. Aubin S., « Dysfonction orgasmique chez la femme », in Poudat F. X., *Sexualité, couple et TCC : les difficultés sexuelles*, vol. 1, Issy-les-Moulineaux, Elsevier Masson, 2011, 149-165.
3. Kabat-Zinn J., « Mindfulness-based intervention in context: Past, present and future », *Clinical Psychology: Science and Practice*, 2003, 10, 144-156.
4. Kabat-Zinn J., André C. & Maskens C., *Au cœur de la tourmente, ma pleine conscience, MBSR, la réduction du stress basé sur la mindfulness*: programme complet en 8 semaines, Bruxelles, De Boeck Université, 2009.（ジョン・カバットジン『マインドフルネスストレス低減法』春木豊訳、北大路書房）
5. Brotto L.A., « Mindful sex », *Canadian Journal of Human Sexuality*, 2013, 22 (2), 63-68. Mayland K.A., « The Impact of Practicing Mindfulness Meditation on Women's Sexual Lives » [dissertation], San Diego, CA, California School of Professional Psychology, 2005.
6. Hubin A., De Sutter P. & Reynaert C., « L'utilisation de textes érotiques dans l'éveil du désir sexuel féminin », *Réalités en Gynécologie-Obstétrique. Supplément Sexologie*, 2008, 134, 46-49.
7. Jones J.C. & Barlow D.H., « Self-reported frequency of sexual urges, fantasies,and masturbatory fantasies in heterosexual males and females », *Archives of Sexual Behavior*,1990, 19, 269-279.

第１０章　クリトリスの反応

1. Oakley S.H., Vaccaro C.M., Crisp C.C., et al., « Clitoral size and location in relation to sexual function using pelvic MRI », *The Journal of Sexual Medicine*, 2014, 11 (4), 1013-1022.
2. Unger A. & Walters M.D., « Female clitoral priapism: an over-the-counter option for management », *The Journal of Sexual Medicine*, 2014, 11 (9): 2354-2356.

12. Perry J.D., Ladas A.K. & Whipple B., *Le Point G. et autres découvertes récentes sur la sexualité humaine,* Paris, Robert Laffont, 1982.（A・ラダス、B・ウィップル、J・ペリー『Gスポット』大慈彌俊英訳、講談社）
13. O'Connell H.E., Hutson J.M., Anderson C.R. & Plenter R.J., « Anatomical relationship between urethra and clitoris », *Journal of Urology,* 1998, 159, 1892-1897.
14. Buisson O., Foldès P. & Paniel B.J., « Sonography of the clitoris », *The Journal of Sexual Medicine,* 2008, 5, 413-417.
15. Brey I., *Sex and the Series, sexualités féminines, une révolution télévisuelle,* Villemarier, Soap Éditions, 2016.

第３章　クリトリスは嫌われ者？

1. Richters J., Visser R., de Rissel C. & Smith A., « Sexual practices at last heterosexual encounter and occurrence of orgasm in a national survey », *The Journal of Sex Research,* 2006, 43 (3), 217-226.
2. Étude « Les Françaises et l'orgasme », Ifop pour CAM4, 2015.
3. Hubin A. & Michel C., *Je Sexopositive,* Paris, Eyrolles, 2015.
4. Hubin A. & De Sutter P., « Un glissement des typologies hommes-femmes dans leurs désirs affectifs et sexuels ? », *in* Heenen-Wolff S. & Vandendorpe F., *Différences des sexes et vies sexuelles d'aujourd'hui,* Belgique, Academia A.B. Bruylant, 2012, 163-168.

第４章　わたしの身体、わたしのセックス

1. ISAPS International Survey on Aesthetic/Cosmetic, Procedures Performed in 2015.

第５章　学校教育とクリトリス

1. Rapport relatif à l'éducation à la sexualité, Rapport n° 2016-06-13-SAN-021 publié le 13 juin 2016.
2. Cymes M., *Quand ça va, quand ça va pas,* Éditions Clochette, 2017.

第６章　クリトリスはどんなかたち？

1. Pauls R.N., « Anatomy of the clitoris and the female Sexual Response », *Clinical Anatomy,* 2015, 18, 376-384. Ginger V.A., Cold C.J. & Yang C.C., « Surgical anatomy of the dorsal nerve of the clitoris », *Neurourol Urodyn,* 2011, 30 (3), 412-416.

原注

第２章　クリトリスの復活

1. Stringer M.D. & Becker I., « Colombo and the clitoris », *European Journal of Obstetrics & Gynecology and Reproductive Biology,* 2010, 151 (2), 130-133.
2. Fallope G., *Mutinensis observationes anatomicae* ([Reprod.]), Apud Bernadum Turrifanum (Parisiis), 1562.
3. Grmek M.D., *Hippocratica*: actes du Colloque hippocratique de Paris (4-9 septembre 1978), Éditions du Centre national de la recherche scientifique, 1980, 1 (3), 332-333.
4. Maines R.P., *Technologies de l'orgasme. Le vibromasseur, « l'hystérie » et la satisfaction sexuelle des femmes,* Paris, Payot, 2009.
5. Hertwig O., « Beiträge zur Kenntnis der Bildung, Befruchtung und Theilung des thierischen Eies », *Morphologisches Jahrbuch,* 1976, 1, 347-434.
6. Freud S., *Introduction à la psychanalyse,* Paris, Petite Bibliothèque Payot, 2001(éd. originale, 1917).（ジグムント・フロイト『精神分析学入門』懸田克躬訳、中央公論新社）
7. Lemel A., *Les 200 clitoris de Marie Bonaparte,* Paris, Éditions Mille et une nuits, 2010.
8. Kinsey A., *Sexual behavior in the human female,* Philadelphia, W.B., Saunders ed., 1953.（アルフレッド・C・キンゼイ『人間女性における性行動』朝山新一訳、コスモポリタン社）
9. Masters W.H. & Johnson V., *Human sexual reponse,* Boston, Little Brown, 1966.（W・H・マスターズ、V・E・ジョンソン『人間の性反応』謝国権、ロバート・Y・竜岡訳、池田書店）
10. Koedt A., « Le mythe de l'orgasme vaginal », *Nouvelles Questions Féministes*, 2010, 29 (3), 14-22.（S・ファイアストーン編「膣オーガズムの神話」（『女から女たちへ――アメリカ女性解放運動レポート』ウルフの会訳、合同出版）
11. Hite S., *Le nouveau rapport Hite,* Paris, J'ai Lu, 2004.（シェア・ハイト、ケイト・コレラン『新・ハイトリポート』石井苗子訳、マガジンハウス社）

クリトリス革命　ジェンダー先進国フランスから学ぶ「わたし」の生き方

2018年10月1日　第1版第1刷発行

著　者　アレクサンドラ・ユバン、カロリーヌ・ミシェル
訳　者　永田千奈
発行人　岡 聡
発行所　株式会社太田出版
〒160-8571
東京都新宿区愛住町22　第3山田ビル4F
電話 03(3359)6262
振替 00120-6-162166
ホームページ http://www.ohtabooks.com

印刷・製本　中央精版印刷株式会社

ブックデザイン　林 みよ子（Ampersand works）
編　集　川上純子（株式会社LETRAS）

定価はカバーに表示してあります。

乱丁・落丁本はお取り替え致します。
ISBN978-4-7783-1643-3　C0098